# 女中醫教妳解決惱人的婦科問題

子宮是女人的第二個心臟，一般人卻疏忽保養

羅珮琳◎著

高寶書版集團

**作者序**

# 用老祖宗的智慧，保養女人最重要器官

女性朋友從第一次月經來潮，由女孩變成女人之後，「子宮」——我們骨盆腔中最特別的器官，中醫稱「女子胞」，就和我們未來幾十年的健康與快樂有個密不可分的關聯。

中醫婦科的範圍包括了：經、帶、胎、產。在我的門診中，大約是九成都是女性患者，多數都是來調理身體，尤其是調月經、調懷孕。現代醫學對於許多疾病的發生、診斷與治療都有一定規則可循，但似乎不是所有醫學的唯一解答。在診間常常有病患會問：「為什麼這個月月經突然中斷一天然後又來？」「為什麼這個月經血顏色比較淡，感覺水水的？」「為什麼這個月月經都排血塊沒有鮮血？」「為什麼我常常有子宮冷、子宮往下掉的感覺？」這些以現代醫學觀點看似很莫名，甚至根本稱不上是「疾病」的一些症狀，在中醫的理論之中都可以得到解答。

女性的身體就如一台精密的儀器，有時候飲食、作息、環境、壓力……等，都會影響這台儀器發揮正常的功能，當這台儀器受損，各種症狀都會紛紛出現，因為子宮是孕育下一代的溫床，當子宮卵巢功能不正常往往會導致不孕，因此女性朋友千萬不要輕忽自己的子宮的保養。

曾經有一位婦產科醫師問我，西醫有內診、抹片、超音波……等檢查，中醫的婦科如何診斷呢？中醫診斷主要為：望、聞、問、切，雖然沒有精密的儀器或抽血檢查，卻可以由病患的症狀作為辨證的主要依據，搭配西醫的檢驗報告來擬訂治療計畫。我有好幾位反覆性陰道炎的病患，來看診前病情總是好好壞壞，中醫雖然沒有內診，但是根據陰道分泌物的性質與顏色，還是可以辨別是屬於哪一種感染。

中醫對於治療感染性疾病的最大特點在於「扶正去邪」，有句話叫做「正氣內存，邪不可干」。「扶正」代表的是提高身體的免疫力，「去邪」則是殺死體內的細菌病毒等，在雙管齊下的治療中，往往都可以得到很好的療效。

我曾經在節目中說過，我是吃西藥長大的孩子，過去也曾經因為痛經問題，每個月止痛藥不能離身，甚至止痛藥越吃越重，但是開始唸中醫用中藥調理後止痛藥早已束之高閣，這是我第一次體會到中藥的療效。

會發生痛經的原因很多，有些是器官性的，有些是功能性的，根據我的經驗，服用中藥對於治療痛經，都會有一定程度的緩解。到現在我依然會在經期前先服用中藥來調理月經，畢竟對於女人而言，有順暢的月經才有健康的子宮，有健康的子宮才有健康的身體，有健康的身體才會有快樂的人生。

我在門診之中會接觸形形色色的人，有些朋友對於自己身體保養非常注意，會蒐集很多資料和醫師討論，但有些卻是道聽塗說的觀念。有些朋友則是以為自己的月經有問題，原來她根本把月經周期的計算方式搞錯。會寫這本書主要是希望給女性朋友一些正確的觀念，如何用中醫的方式照顧好自己的子宮。

中醫是老祖宗留下的寶物，它結合了天、地、人的觀念，追求的是身體的平衡。中醫稱健康的人叫做「平人」，也就是身體處在平衡無病的狀況。而中醫的治療不單單只是針灸、藥物，平日作息、飲食、心境的調整對於維持健康也非常重要，希望這一本書能讓女性朋友更了解自己的身體，好好呵護我們女性最特別的器官「子宮」。

## 第二章 子宮保養比臉部保養更重要



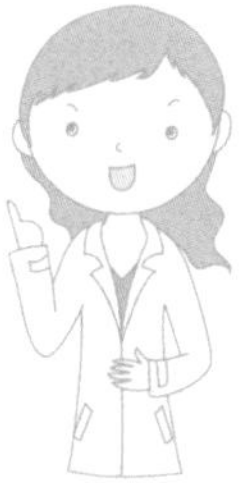

## 第四章 順著生理周期瘦身

# 第一章

## 女人的第二個心臟

女人希望「青春永駐」並非難事，只要認真保養自己體內最奇妙的器官——「子宮」即可；但在此之前，妳得先好好了解這個「女人的第二個心臟」。

身為一個現代女性，一生中追求的目標是甚麼？永遠年輕的外貌？幸福和樂的家庭？充滿挑戰性的工作？知性又豐富的人生？

對於現代的新女性朋友而言，所扮演的角色越來越多元，而這些人生目標不再是單選題，許多人同時是職場裡才華洋溢的新女性、先生眼中的嬌妻、孩子心中的酷媽咪，生活除了工作與家庭，閒暇之餘還必須不斷進修，自我充實。

拜現在醫學美容發達所賜，女性要「青春永駐」並不是一件難事，但一切人生理想實現，都必須建築在健康的身體這個基礎之上，而女人的身體健康除了五臟六腑功能健全外，還與女性體內一個充滿奧妙的器官有關——「子宮」。

## 第一步：認識子宮

子宮是個重要且奇妙的器官，位於女性的骨盆之中，大約是在膀胱與直腸之間，稍微向前傾斜彎曲。古代中醫學的解剖學並不發達，但還是有醫家對於人體的構造有濃厚的興趣，想深入探討體內的奧妙，因此對於人體器官有精準的描述。

### 最奇妙的女性器官

明代名醫張景岳記載子宮是「一系在下，上有兩歧，中分為二，形如合鉢，一達於左，一達於右」。描述中的「合鉢」指的就是子宮本體；而「一達於左，一達於右」，則是概括描述輸卵管及卵巢組織，因此在中醫學所稱

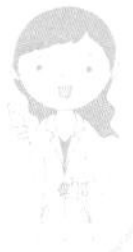

的「子宮」，除了子宮的實體之外，還包括：輸卵管、卵巢，等於整個內生殖器官。

過去中醫的醫典中，都稱子宮為「女子胞」，而且不歸類人體的五臟六腑之中，而是屬於稱為「奇桓之腑」的六個特殊器官之一。張景岳在《類經．臟象類》提到：「**陰陽交媾，胎孕乃凝，所藏之處，名曰子宮。**」意思是說，男女結合之後，受精卵著床、成長的身體之處，稱之為「子宮」；所以子宮是胎兒的居所，因此又稱為「子處」、「子臟」。

所謂的「奇桓之腑」，意指這些器官的功能非常特別因此稱「奇」，而且他的功能是恆定不變的故稱「桓」，其中包括：腦、髓、骨、脈、膽、女子胞。「奇桓之腑」多是中空型態的器官，古人認為「奇桓之腑」內藏「陰精」，如果以現代醫學的觀點看來，「陰精」所指的是血液、荷爾蒙及多種的神經傳導物質，所以「奇桓之腑」的功能和身體的其他器官都不相同。

在「奇桓之腑」當中腦、髓、骨、脈、膽是男女皆有的構造，唯獨「女子胞」是屬於女性特有的臟器，有了「女子胞」讓女人不同於男人，女人有了豐潤誘人的身型、有了孕育新生命的能力，有了纖細易感的心思，有了溫柔體貼的性格。

## 子宮和女人的幸福

女人的幸福、快樂及一生最重要的課題：經、帶、胎、產，都與我們的子宮有關。有了健康的子宮，才有幸福的女人，因此，可以說每個女人的健康全繫在子宮上。

「經」指的是月經，女子的月經周期，對應天上的太陰（月亮），以及地面的潮汐，月有陰晴圓缺、海有潮起潮落，都是以一個月為周期。因此，

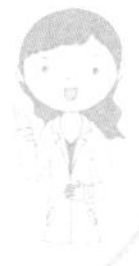

月經又稱為「月水」，而且每個月都會來一次，非常守信所以也稱為「月信」。月經是女性獨有的天賦，當小女生的初經開始來潮之後，代表從女孩變成了女人，而女人的子宮擁有孕育新生命的功能。

女性的月經來潮，其實背後牽動的是一連串荷爾蒙與器官之間的變化，女性的身體就像是一個環環相扣的精密的儀器，只要儀器中任何一個環節出現問題，就發生月經異常的現象。

「帶」指的是「帶下」，也就是一般稱的陰道分泌物「白帶」，女性正常在排卵期時，陰道會有如黏液牽絲狀的分泌物，中醫稱「絲狀帶下」。當陰部有感染或異常出血時，就會出現黃色、綠色、白色、紅色，甚至黑色的分泌物，在中醫對於這樣的情況，有「五色帶下」的說法。

而「胎」、「產」則是從受孕的那一刻開始，成為胎兒發育的地方。女性的子宮就開始肩負起孕育胎兒的工作。

## 女性最重要的時期都與子宮有關

「女子以血為先天」女性一生之中最重要的三個關鍵時期的身體狀況都是與「經血」與「子宮」有關。

當女孩子要變身成為女人的「青春期」，最關鍵的時刻就是初經的來潮，經血的生成和腎氣、天癸、子宮息息相關。

當一個女人要成為母親的「孕產期」，一旦受孕之後，子宮成為胎兒生長的地方，經血則藏而不瀉，成為增厚的子宮內膜，是胚胎著床的地方，因此子宮內膜就像寶寶在媽媽體內溫暖的床鋪。子宮內膜如果太薄，會影響女性受孕的機率，也會增高流產的風險。

當女性停經進入「更年期」之後，「天癸衰竭，地道不通」，經血

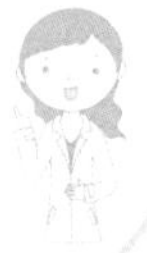

也隨之枯竭，因此女性的子宮失去受孕的能力。

女性這三個重要時期都與「經血」及「子宮」息息相關。因此女性朋友絕對不可以輕忽子宮的保養！

## 女性生殖器的構造

女性的生殖器分為：內生殖器與外生殖器。

### 內生殖器——

子宮：子宮是一個中空的臟器，形狀像一個倒三角形；在未懷孕時，直徑只有幾公分。一旦受孕，受精卵在子宮內著床，子宮就成為胎兒發育的地方，會隨著胎兒的成長而脹大。

**輸卵管**：輸卵管可以說是子宮與卵巢之間的橋樑，當卵子從卵巢排出後，在輸卵管與精子結合，最後到子宮內著床。

**卵巢**：在子宮的兩側，左右各一。

卵巢的功能就是儲存及排出卵子，在正常的情況之下，每個月只有單側的卵巢會排出一顆卵子，女性在青春期月經來潮之後，排卵功能開始啟動，一生中大約會排出四百到五百顆卵子，一直到停經後則不

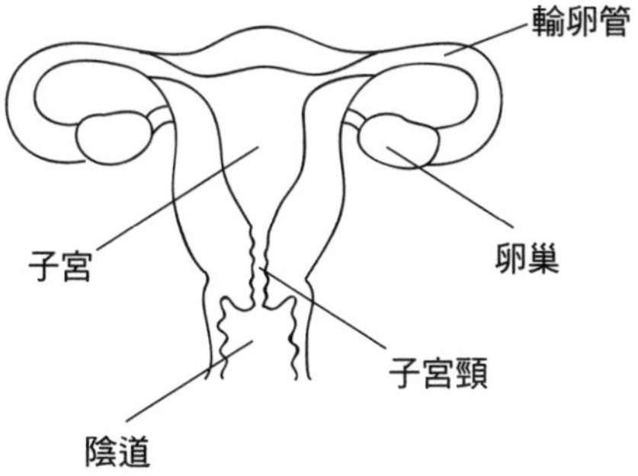


**女性內生殖器**

再排卵，也不再具有受孕的功能。

**陰道（產道）**：陰道往內連結子宮頸與子宮，是子宮對外的開口。當生產時胎兒產出時又稱「產道」，中醫又稱為「地道」。

## 外生殖器——

**陰唇**：大陰唇覆蓋小陰唇、陰道口及尿道口，是保護陰道與尿道的護衛。中醫稱外陰為「四邊」，陰唇在陰道口外如門戶般，所以又稱為「陰戶」、「陰

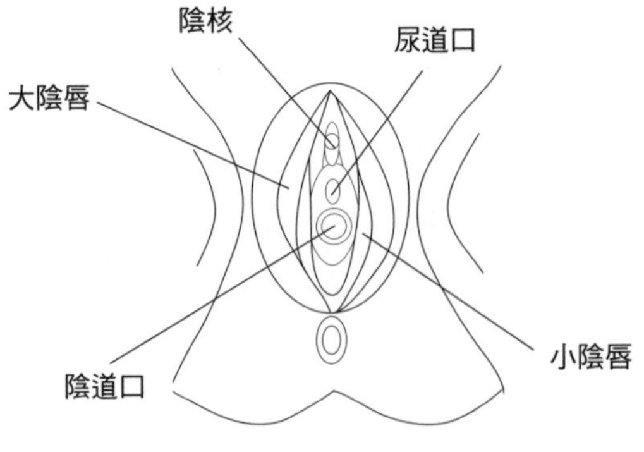


女性外生殖器

門」；對於不同時期的女性也會有不同的稱法，已生產的女性稱為「胞門」、未生產的女性稱為「龍門」，待字閨中的女性則有個優雅的名稱叫「玉門」。

**和女性有關的內分泌腺體——**

下視丘：下視丘在我們的腦部，是女性內分泌腺體的最高指揮官，下視丘會釋放「促性腺激素釋放激素（GnRH）」來調節腦下垂體的荷爾蒙分泌。

腦下垂體：腦下垂體會分泌兩

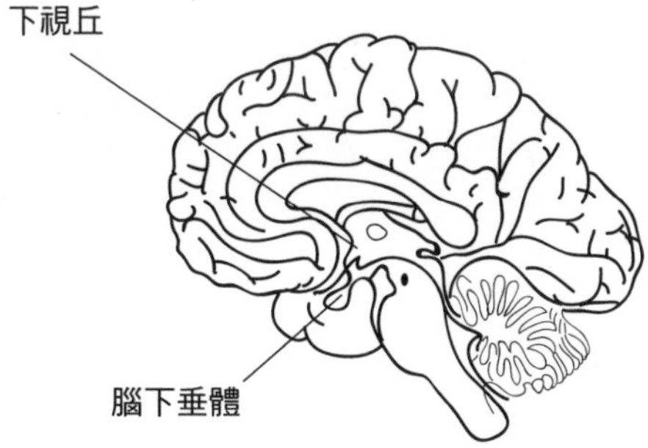


**下視丘、腦下垂體**

種和生殖系統有關的荷爾蒙：促濾泡成熟激素（follicle stimulating hormone, FSH）及黃體長激素（luteinizing hormone, LH）。這兩種荷爾蒙是放到血液之中，通過血液的循環到達卵巢。

**卵巢：**卵巢除了會排出卵子，也會分泌性荷爾蒙，因此卵巢除了是內生殖器官，同時也是內分泌腺體。卵巢受到下視丘及腦下垂體的調控，分泌出雌激素（又稱動情激素，Estrogen）及黃體素（Progesterone）。

## 女性為何會有月經呢？

子宮由內而外，可分為內膜層、肌肉層、漿膜層三層。其中，內膜層受到荷爾蒙的影響，每個月會周期性的增厚，等待受精卵著床、成長。當卵子未受精，女體沒有懷孕時，內膜就會剝落從陰道排出，就是俗稱的「經血」。

在中醫典籍《血證論》中有提到：「女子胞中之血，每月換一次，除舊生新。」每個月女性的子宮內膜都進行周而復始的變化，目的只有一個：迎接受精卵著床，如果沒有受孕，則內膜剝落、月經來潮，進入下一個周期。因此，可以說月經的來潮，就是替懷孕做準備。

每個月子宮內膜都會剝落再新生一次，所以月經來潮時經血量、顏色、疼痛感……等，都有可能月月不同，而**月經來潮時的身體狀況，就成為評估女性健康的指標之一**。

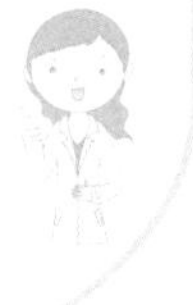

## 正常月經周期是幾天？

我在看診時，經常會詢問病患關於女性月經周期的狀況，發現有不少人其實並不了解月經周期的計算方式。

月經周期通常是以月經來的第一天開始算起，一直到下一次來的前一天。一般而言，女性月經周期大約是二十八天左右，會因為個別差異而有不同，有些女生周期長一些，有些女生周期短一些，所以正常的月經周期天數落在二十八天加減七天。因此你的月經周期只要是「固定」的，而且天數落在二十一天到三十五天之間，都算是正常的周期。

要注意喔！這裡有提到是「固定」天數，如果上個月周期二十二天，這個月變成三十四天，這樣就不是正常的周期。有極少部分的人雖然是有「固定」的周期，但是周期卻是兩個月、三個月，甚至一年才來一次月經，這種狀況在中醫古籍中就有記載，兩個月行經一次稱為「併月」、三個月來潮一次稱為「居經」、一個月才來一次月經稱為「避年」。

如果從初經起就是非常「規律」的幾個月才來一次，那麼這樣的周期就是妳的「正常」周期，中醫認為每個人先天稟賦不同，這種狀況並不需要去治療。但如果初經開始是正常的月經，但是幾年之後才變得不規律，這樣就是「不正常」，很有可能是有內分泌失調或是其他疾病所造成，此時一定要去婦產科做徹底的檢查。

## 月經周期與子宮內膜的變化

### 第一期：月經期

月經周期的長短因人而異，來潮的第一天起，這時候子宮內膜開始剝

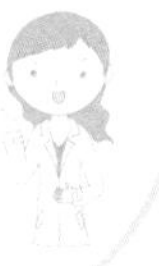

落，開始出血。出血時間維持大約三到七天。

## 第二期：濾泡期

從月經的第一天開始到排卵日前這段時間稱為「濾泡期」。這個時期腦下垂體所分泌的促濾泡成熟激素作用在卵巢上，使卵巢內的部分濾泡漸漸成熟，這時卵巢開始分泌雌激素刺激子宮內膜的增生，其中的一個濾泡成熟而排出卵子，其他沒成熟的濾泡則自動萎縮。

女性月經的天數差異很大，月經周期二十一天至三十五天都算正常，依據不同個體的月經周期濾泡期並不相同，通常是十二至二十天，月經周期越長的人，濾泡期越長，以月經周期二十八天來計算；濾泡期大約為月經來潮的第一至十二天左右。

## 第三期：排卵期

排卵期腦下垂體分泌的黃體成長激素（LH）會忽然升至最高，在二十四小時之後卵巢便會排出卵子。市面上一些測排卵的試劑，主要就是以測量LH的濃度，來預估排卵的時間。

排卵是在一瞬間，排卵期指的是這一段時間卵巢已經準備好，隨時要排卵，並不是在排卵期間，卵巢一直都在排卵喔！以月經周期二十八天來計算，**排卵期大約落在月經來潮後的第十三至十四天左右。**

## 第四期：黃體期

排卵之後，排出卵子的濾泡變成了黃體，黃體會持續分泌出黃體素來維持子宮內膜的厚度，使內膜轉變為利於受精卵著床的狀態。這個時候因為黃體素的作用，女性的體溫會升高〇．五度。黃體期的天數個體差異並不大，

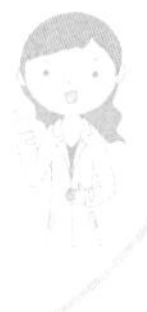

一般都落在十至十六天，平均約在十四天左右。

如果有受精卵著床在子宮形成了胚胎，生長中的胚胎會對母體發出信號——人類絨毛膜促性腺激素（hCG），使得黃體持續分泌黃體素，以維持懷孕狀態，當 hCG 濃度到達一定水平時，從尿液中便可以測得濃度，這就是驗孕棒驗孕的原理。

如果沒有受精卵著床，黃體就會漸漸地萎縮，當黃體素量不足以維持子宮內膜厚度時，子宮內膜便開始剝落進入下一次月經期。以月經周期二十八天來計算，**黃體期大約落在月經周期的第十五天至第二十八天。**

## 月經週期中激素與生殖器官的變化

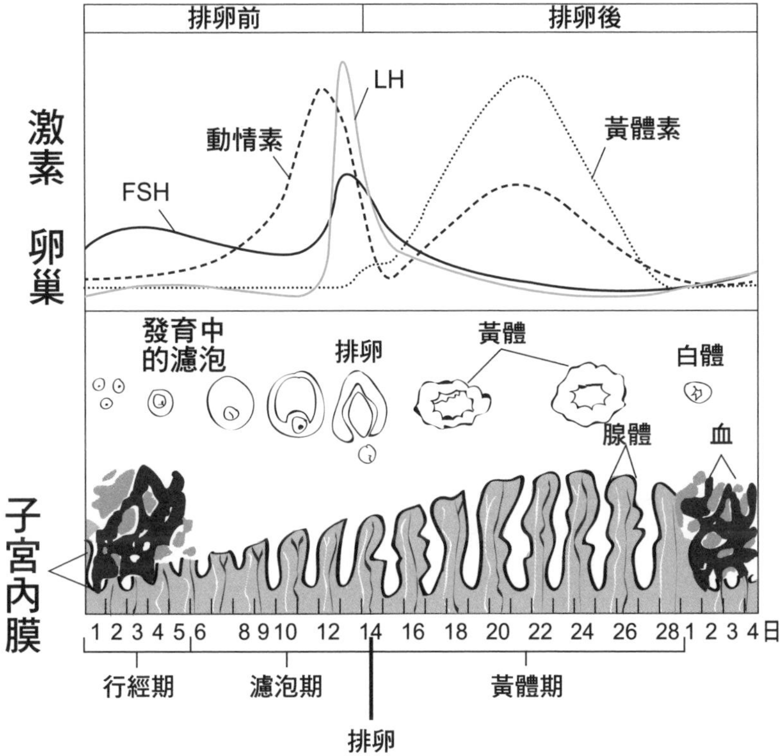

# 中醫如何看待月經

## 控制月經來潮的「天癸」

中醫看月經和西醫有幾分相似的地方，都認為除了子宮之外，有更高階的系統在控制整個月經周期。過去中醫的解剖學並不如西醫發達，因此並沒有下視丘、腦下垂體、卵巢……等荷爾蒙腺體的概念；而是將這整個荷爾蒙的變化用一種精微物質「天癸」稱之。

「天癸」的來源有分先天與後天兩種，先天的天癸是父母所生，和我們的「腎氣」息息相關，腎中的精氣產生了天癸，而啟動了人體生長和發育的系統。後天的天癸則是由食物消化後產生的精華物質所生成，和「脾胃之氣」有關。由此可見，先天的「天癸」由父母所生，如同基因一般無法改變的，父母所生的體質有強有弱，有些小孩出生後就很容易生病，但有些卻是健康寶寶，這就是體質強弱的不同。

雖然說有些人可能先天體質較差「天癸」不足，但是可以藉由後天的飲食來補充「天癸」而恢復健康，有一句話說「三分天註定、七分靠打拼」，套用在體質調理也是說得通的，如果妳的體質是屬於「先天不足」的虛弱體質，靠後天的調養、飲食、作息、運動還是可以「贏在後天」。

對應西醫的下視丘、腦下垂體、卵巢的生殖概念，中醫的生殖軸則是「腎氣」、「天癸」、「子宮」，也就是**腎氣旺盛，「天癸」這種精微物質也會充足，子宮卵巢正常運作，月經就能規律來潮。**

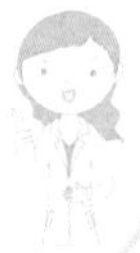

## 什麼是腎氣？

提到「腎氣」就不得不提到關於腎的概念，中醫的「腎」並不等同於西醫的「腎臟」，西醫的「腎臟」是屬於泌尿系統，中醫的「腎」包含一個相當廣義的概念。

「腎藏精」、「腎主水」、「腎主納氣」。「腎藏精」指的是人體生長、發育、生殖的功能；「腎主水」則是腎臟、膀胱的泌尿系統功能；「腎主納氣」指的是腎在呼吸運動中能夠維持呼吸的深度。因此，腎的功能包含了生殖、泌尿、呼吸系統的功能。而腎中所藏的精氣又稱為腎氣，腎氣充足者耳聰目明、思想敏捷、身強體健、荷爾蒙充盛，容易受孕。

## 女性生命基數「七」

《黃帝內經．上古天真論》中有提到：「女子七歲。腎氣盛，齒更髮長；二七而天癸至，任脈通，太沖脈盛，月事以時下，故有子；三七，腎氣平均，故真牙生而長極；四七，筋骨堅，髮長極，身體盛壯；五七，陽明脈衰，面始焦，髮始墮；六七，三陽脈衰於上，面皆焦，髮始白；七七，任脈虛，太沖脈衰少，天癸竭，地道不通，故形壞而無子也。」

這段話的意思是：女孩子在七歲時腎氣旺盛，發育迅速；十四歲時，天癸充足，性荷爾蒙開始活動，加上經脈通暢，氣血旺盛，所以月經來潮，開始有受孕的能力。二十一歲時，腎氣平均，智齒長齊；二十八歲時，是身體最壯盛、體能最好的時候；三十五歲時，臉部開始衰老、開始掉頭髮；四十二歲時，臉部衰老更嚴重、黑髮轉白；四十九歲時，天癸衰竭，各種性荷爾蒙的功能開始下降，月經停止來潮，因此無法再受孕。目前台灣婦女停經年齡大約在四十九至五十二歲，與千年前之記載相符合。

之前，我們有提過，中醫的生殖軸則是腎氣、天癸、子宮，因此女性一生的轉變都與「腎氣、天癸、子宮」有著密不可分的關係。

## 男性生命基數「八」

女性的生命基數是七，那麼男性呢？是不是也有生命基數呢？

男性的生命基數是「八」。《黃帝內經》中關於男性的記載是：「丈夫八歲，腎氣實，髮長齒更；二八，腎氣盛，天癸至，精氣溢瀉，陰陽和，故能有子；三八，腎氣平均，筋骨勁強，故真牙生而長極；四八，筋骨隆盛，肌肉滿壯；五八，腎氣衰，髮墮齒槁；六八，陽氣衰竭於上，面焦，髮鬢頒白；七八，肝氣衰，筋不能動，天癸竭，精少，腎藏衰，形體皆極；八八，則齒髮去，腎者主水，受五藏六府之精而藏之，故五藏盛，乃能瀉。今五藏皆衰，筋骨解墮，天癸盡矣。故髮鬢白，身體重，行步不正，而無子耳。」

這段話的意思是：男孩子在八歲時腎氣旺盛，發育迅速；十六歲時，天癸充足，精氣發洩，能夠使女性受孕；二十四歲時，是腎氣平均，體格強健，智齒長齊；三十二歲時，是筋骨最壯盛、體能最好的時候。四十歲時，腎氣衰弱、開始掉頭髮；四十八歲時，臉部衰老、黑髮轉白；五十六歲時，肝氣衰弱，筋骨活動不利，天癸衰竭，精子也減少；到了六十四歲頭髮白，天癸完全用盡，失去繁衍下一代的能力。

從國小國中的學童身上我們可以觀察到，同年齡的男孩比女孩發育速度更慢一些，女性的性徵發育比男性要來得更早一些。這段古文也提示了男女體質的不同，男性的生命基數是「八」，女性的生命基數是「七」。因此，成年男性衰老的速度也比女性慢，女性在四十九歲左右失去生育的能力，而男性一直到六十多歲都還能精力充沛，甚至有人高齡八十歲仍然能夠老來得子。

## 男女大不同：女性比男性容易衰老

相信妳一定和我一樣覺得很不公平，為什麼女性比男性發育得早，也衰老得快？

但是，人體在演化過程中有一定的道理，女性要比男性提早結束「孕育下一代的能力」，是因為在懷孕與生產過程中，對於女性的身體及心理都是極大的負擔，因此必須在青壯年身體狀況最佳時完成這項神聖的使命，而且生產對高齡的女性來說是有一定的風險。加上孕產期間對女性心理的壓力、體力的耗損，很容易讓女性顯得蒼老，所以過去有「生一胎，老十歲」的說法。

曾經有一位男明星被拍到和他的妻子出門，媒體驚訝地發現明星的妻子模樣蒼老，但這位男星這樣形容他的妻子：「她是我心目中的鑽石女人，隨著時間的流逝，依然美麗，不斷升值。」相信每一位女性都會希望自己是對方心中的鑽石，但是一顆鑽石之所以能成為「美鑽」還是需要經常的清理、好好地呵護，才會恆久的閃閃發亮！

## 女子以血為先天，男子以腎為先天

在中醫的世界裡，所有的事物都能夠用二分法——陰陽來區分，例如：夜晚是陰、白天是陽；血屬於陰，氣屬於陽；女性屬陰，男性屬

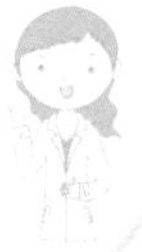

陽。女性之所以屬陰，是因為女性所稟賦的氣息是陰柔之氣；男性之所以屬陽，是因為男性所稟賦氣息是陽剛之氣，又血屬於陰，氣屬於陽。

血的來源為肝血，氣的來源為腎氣，因此有「女子以血為先天，男子以腎為先天」的說法，男女先天體質差異導致男女體質調理上，女性特別注重補肝血，男性特別注重補腎氣。

# 第二章

## 月經調好，婦科疾病不上門

對於女人而言，好朋友拜訪的日子，總是問題多多，有順暢的月經是許多女人的願望，而且月經順了，各種婦科疾病就不會找上門，身體健康了才會有快樂的人生。

在第一章時，我們知道經期時的身體狀況，是女性健康的指標之一；因此，當月經來潮時，我們只要多注意各種月經的情形，包括：經血的多寡、經期的長短、經前症候群、氣色的好壞……等，便可看出身體狀況，提早預防大部分的婦科疾病。

## 關於小紅的基本常識

### 經量的多少才算正常？

月經期的經血量，每個人的血量稍有不同，根據統計一般女性平均的經血量每個月大約五十至八十cc左右。五十至八十cc的血量究竟有多少？

多數女生對於這個數字並沒有概念；具體來說，一罐小罐的乳酸飲料大

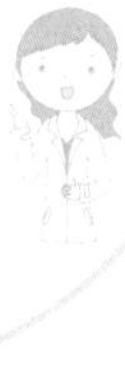

約一百cc，所以女生一次經期經血量，大約是二分之一至四分之三罐的乳酸飲料容量。但是經血是流在棉墊上的，怎麼去評估到底有多少cc呢？以五十至八十cc的經量來計算，一個月經周期的總血量，大約是滿滿兩片日用型的衛生棉，大家可以用這個方法，大約的估算自己月經的血量是否過多或者過少。

在評估健康的月經時，除了要看經血的「總量」之外，還有「流量」的問題，有些女性朋友月經總量不見得比一般人多，但是會在很短的時間內大量的流出，也是屬於月經過多。如果月經量大時兩小時之內，就必須更換衛生棉，否則經血就會從衛生棉滲漏出，這種狀況也是屬於「月經過多」。而月經量大時，兩小時衛生棉上的經血量不足兩個五十元銅板的大小，這樣就屬於「月經過少」。

## 月經的顏色密碼

妳曾經注意觀察過自己月經的顏色嗎？除了月經的量多與量少，月經的顏色也是中醫在問診時很關注的一點，好的月經顏色應該是鮮紅色的，而且不應該有血塊，如果月經顏色過深或者過淺，都是身體出現問題的現象。

月經顏色偏暗紅：月經顏色偏暗紅、兼夾有大塊血塊通常代表體質較寒。

月經顏色暗紫紅：月經的顏色如果偏暗紫紅，而且經血比較黏稠，或者有小塊血塊，通常代表體質較熱。

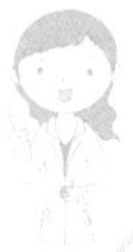

**月經顏色偏淡：**如果月經顏色偏淡，而且月經提前且經量多，經血質地較稀，是屬於氣虛。如果月經顏色偏淡，而且月經是延後經量減少，質地較稀，是屬於血虛。

## 月經忽前忽後正常嗎？

如果月經有時會提前個三至五天，有時延後個三至五天，這樣的月經算不算正常呢？女性的身體可以說是一台非常精密的儀器，任何的變化都會影響到這一台儀器的運作。

因此，女性朋友們每個月的月經周期會依據當月健康狀況、睡眠情形、情緒波動、生活壓力，而有提前或者延後的情形。我在門診時常會遇到女性朋友因為一個小感冒而導致月經周期異常的狀況，而很多從事輪班工作的女性朋友，例如：病房護士或空姐，則常常因為生理時鐘的混亂，而飽受月經周期不規律所困擾。然而只要月經前後變化天數不要差距太大，月經有時會提前或延後個三至五天，都算是正常。

那麼月經提前或延後幾天以上算是不正常呢？通常七天之內都算是可接受的範圍。如果月經提前或延後超過七天，則要注意是否有其他潛在的身體狀況造成月經異常，如果月經延後超過七天，而在期間有性行為的女性就要考慮懷孕的可能性喔！

## 安全期安不安全？

之前已經介紹了月經周期與內膜的變化，利用月經周期就可以大約的推估出排卵的日期，由於男性的精子在子宮內可以存活三至五天，而女性的卵子存活只有二十四小時，因此排卵日的前後十天都是「危險期」；理論上來說，只要避開危險期這十天，就可以避免懷孕。

但扣除掉排卵前後的六至十天，再扣除月經來潮的五至七天，一個月就過去一大半了，能「盡興」的日子真的不多。再加上「人算不如天算」，每位女性應該都有經歷過月經突然提前或者延後的情況，這種狀況根本無法事先知道，所以很有可能原來的安全期就變成了危險期。

我有一位朋友從小到大月經都很準時，她精心地將蜜月期安排在安全期，原本認為萬無一失，沒想到蜜月結束沒多久後就發現「中獎了」，馬上多了一個蜜月寶寶，只能說當送子鳥降臨時，還真的擋也擋不住。計算安全期是所有避孕法中，最簡便但最不安全的方法，避孕的方式有很多種，建議可以和婦產科醫師討論最適合自己的避孕法。

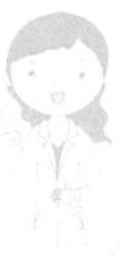

# 關於陰部的清潔

## 需要做陰道盥洗嗎？

女性的陰道其實和人體腸道一樣，同時存在許多菌種，這些菌種有好菌、也有壞菌，在健康的狀況之下，這些好菌與壞菌是處在一個平衡的模式。這些在陰道之中有一個最重要的菌種——乳酸菌，會讓陰道處在弱酸性的環境下，而這個弱酸性就是最好的天然保護網，讓壞菌無法大量滋生。

如果使用具有殺菌效果的陰道盥洗液，當清洗液進入陰道之後，不但會消滅壞菌，連乳酸菌也連帶受到波及，把好菌與壞菌的平衡破壞了，缺乏乳酸菌的陰道失去了天然的保護，同時也改變了陰道的酸鹼值，反而更容易讓壞菌滋生。陰道盥洗液應該是在感染的狀況下，且由醫師處方及指導下使用，因此不建議使用陰道盥洗做為平日保養的方式。

### 需要陰部專用的清潔液嗎？

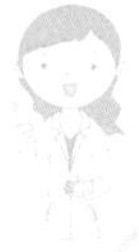

女性私密處的皮膚和體表皮膚的構造不太一樣，私密處的肌膚比較類似黏膜層的膚質，因此是非常柔細敏感的。私密肌膚每天處在悶熱的環境之中，加上女性陰道原本就會有正常的分泌物，因此很容易有異味產生。

現在坊間有推出許多針對女性私密肌膚的清潔產品，這類的產品和一般皮膚清潔乳液最大的不同，就是它的酸鹼值接近陰道是屬於弱酸性，而且添加乳酸成分，對於陰部的潔淨是有幫助的。但是女性的私密處是不是一定要用專用的沐浴乳來清潔？倒也不見得，只要選擇中性或弱酸性的沐浴乳液，一樣可以達到清潔的效果。

除此之外，選擇用沐浴乳來清潔私密肌時，應該避免使用添加過多香料、色素、具有刺激性的沐浴乳，例如：添加薄荷洗後會有涼感，或者添加生薑精華洗後會產生熱感，對於私密肌也會太過刺激，甚至是洗完後會有刺刺癢癢與不適感覺的沐浴乳就要停用。有些人認為母乳皂或含高濃度橄欖油的馬賽皂，會比較溫和，其實皂類的清潔力會比沐浴乳來得更強，因此女性私密肌膚的清潔與保養，要選擇適合自己的清潔成分，可以多方嘗試選擇出最適合自己的潔膚方式。

務必記得這些外洗的產品是用來清洗外陰部，不要用來清潔陰道內部，而且一旦陰道有分泌物增加、搔癢等症狀，極有可能是陰道感染。

有些人會一直清洗陰部甚至用比較熱的水去清洗陰部以求暫時性的止癢，這樣一直清洗反而會洗掉陰部皮膚原本的保護膜及油脂，反而會越洗越癢。這個時候不要過度清潔陰部，也不要自己當醫師亂塗抹藥膏，而是要去找醫師看診囉！

## 有中藥的陰部專用清潔液嗎？

中藥的黃柏、苦參根、蛇床子、百部也有許多具有抗菌、燥溼、消炎的成分，通常是內服搭配外用的方式來改善陰部搔癢、陰部感染，內服藥以調理體質為主，外用藥是以溫水坐浴的方式，先將中藥材煮好後將下半身浸泡在中藥水中，達到抗菌、消炎、止癢的功效。以內服藥調理體質、外用藥殺菌止癢，標本兼治達到最好的治療效果。

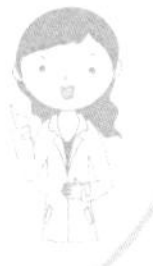

## 經期不順是出了什麼問題？

前面提到月經會因為當月的身體狀況，而有提前或延後的情況，通常誤差值在七天之內都算是可接受的範圍。如果月經提前或延後超過七天以上，西醫認為是荷爾蒙失調的表現，而中醫則認為是氣血發生問題或是有臟腑功能失調的情形。

### 月經周期提前的原因

月經提前是指月經比正常周期提前七天以上，中醫認為月經提前的可能原因是血熱或氣虛。

## 血熱

血熱的發生原因有分先天性與後天性。有些人先天體質就偏燥熱，如果再加上後天飲食習慣不良，例如：喜歡吃燒烤、炸物、麻辣鍋、烘焙類……等熱性食物，加上熬夜晚睡或情緒受到刺激、暴躁易怒，又或者因為發炎性疾病導致血熱旺盛，影響月經的正常生理功能。

血熱的人經常會煩躁、自覺發熱，尤其到了夜間發熱感加重，皮膚容易泛紅起紅疹，血熱更旺盛還會導致身體異常出血，稱為「熱盛動血」，會有流鼻血、大便出血或痔瘡出血的情形，月經期的症狀包括：月經提前而且月經量變多、月經鮮紅有時帶黏稠，甚至會有血塊的情況。如果血熱熾盛甚至會月經大量出血造成血崩。

## 氣虛

氣虛的發生原因則見於長期疲勞、睡眠不足的「過勞」族群。氣虛的症狀包括：月經提前且量會突然增多，有可能是總量的增加，或是短時間內大量的出血；此時月經的變化是經血顏色偏淡、質地較稀。除此之外，氣虛的人經常手腳痠軟、講話有氣無力，會有胸悶吸不上氣的感覺。

中醫認為，「氣」與「血」這兩個體內的重要元素，是互相有關連而且會互相影響的。中醫說：「氣為血帥，血為氣母。」氣是統帥身體血液功能的重要元素，當人體內的氣不足，無法管束身體的血液，就會形成人體異常出血的狀況，稱為「氣不攝血」。這種身體異常出血的狀況，包括：流鼻血、容易皮下出血（俗稱瘀青）及經期大量的出血。

在診間遇到這種月經量大、甚至到血崩的病患，我通常會先詢問是否有子宮肌瘤、息肉、子宮內膜異位症等疾病，因為這些疾病會造成大量的月經，如果沒有子宮的器官病變，而單純屬於功能性的出血，且病患是屬於氣虛型的體質，治療上只要加重補氣的黃耆、人參等藥物的劑量，就能夠利用「補氣攝血」的方式，使月經的血量恢復正常。

相信看到這裡大家會恍然大悟，原來同樣一個月經的大量出血，還有分「血熱」與「氣虛」兩種不同的發生原因。因為發生的原因不同，所以治療的方式也不同，所以中醫並不是辨病而是辨證。如果是血熱型的出血誤食人參這種溫性補品，或自認為出血量大要喝四物湯補一補，反而是對於已經很「火大」的身子「火上加油」，導致更嚴重的出血，因此千萬不要自己隨便當醫生，錯誤的用藥即便是吃人參、四物湯，這類的常見的溫補食療也是會傷身的。

## 月經延後的原因

月經延後是指月經比正常周期延後七天以上，甚至變成四十到五十天來潮。月經延後的原因多為血寒或者血虛。

### 血寒

相信很多女性朋友都應該有這樣子的經驗，一旦感冒之後月經會有延後的情況。感冒初起時打噴嚏、流鼻水、畏寒等症狀屬於「風寒感冒」是寒邪侵入體內的表現，此時，如果服用抗生素、消炎、解熱鎮痛藥這一類屬於「寒涼」性質的藥物，體質較虛弱的女性朋友很容易因此改變體質，導致「血寒」。

血寒的發生原因通常是月經來潮之前或經期受寒，可能是淋雨著涼、感冒，但是更常見的情況是女性朋友喜歡在月經前吃冰品、冷飲、寒性食物所造成，血寒導致全身血液循環不良，子宮也變寒，因而造成月經延後、月經量減少，月經顏色偏暗、帶有血塊。對於血寒的女性朋友，如果經期有寒性感冒的症狀，老一輩傳下來的「黑糖薑茶」不失為一個好偏方。

經期感冒胃口差，黑糖能夠補充營養，而且黑糖中富含的鈣質可緩解痛經，而生薑則是具有溫經、發汗、止嘔、止咳等功效，將寒邪散去，自然能夠改善血寒的症狀。但是要注意如果是熱性感冒，有咽喉痛、發燒、黃鼻涕、黃痰的症狀，就不適宜。

## 血虛

很多人會把「血虛」和「貧血」混為一談。有時我看診把脈後和病患說：「妳有血虛的情況。」病患會懷疑地問：「羅醫師，我抽血檢查並沒有貧血啊！」

貧血，在西醫的定義是：女生的血紅素（Hb）低於十二、男性血紅素低於十四；而貧血的發生原因是造血功能不良或血液功能較差，造成貧血的原因很多，比較常見的有缺鐵性貧血及先天性地中海型貧血。

缺鐵性貧血是對於鐵質吸收不足所造成的貧血；地中海型貧血是一種隱性基因遺傳，分為輕度、中度、重度，帶有這種隱性基因者屬於輕度地中海型貧血，患者並不會發病，但是因為紅血球比起一般人小，所以特別容易有頭暈、倦怠、心悸……等症狀。無論哪一種貧血的狀況，都屬於中醫「血虛」的範圍，但是有「血虛」狀況的人去抽血檢查，卻不一定有貧血。因為中醫的「血虛」是廣泛的指血液的功能變差表現出的一系列症狀，「血虛」是一個大範圍的證型，包含了西醫的貧血，但並不完全等於貧血。

血虛發生的原因通常發生在久病產生虛弱體質、生產或其他原因突然間的大量出血，造成短時間體內血量不足；也有可能是體內有長期慢性的出血狀況，例如有些人有胃潰瘍、十二指腸潰瘍，但自己一直沒有察覺，血液一點一滴從消化道流失，久而久之也會變成血虛。

血虛的女性朋友除了容易頭暈、心悸、臉色及指甲蒼白，在經期的症狀表現包括：月經延後且經血減量、經血的顏色偏淡、質地也比較稀薄；嚴重的血虛會有月經不來、閉經的現象。大家所熟知的婦科的藥方：四物湯，就是古時用來治療血虛，具有補血調經功效的方劑。

## 經期不規律的原因

女生對於月經的周期都非常在意，如果月經這個月提前幾天，下個月又延後個幾天，通常都會非常擔心惶恐，心想：「怎麼了？是月經失調嗎？」

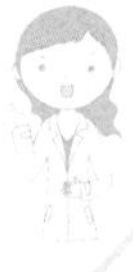

在多數情況下，月經忽前忽後確實是不正常的，但是女性一生之中會有三個時期月經忽前忽後是正常的；第一個時期是「初經來潮的前幾年」，第二個就是「生產之後哺乳期」，最後一個時期是「更年期的頭幾年」。

這三個時期因為女性荷爾蒙的狀態不穩定，月經不規律是屬於正常的生理狀況並不用太過擔心；如果女性朋友不在這三個時期，但是月經週期常常不規律，那就要考慮是否有器官疾病或是臟腑功能出現問題。

## 肝鬱

我曾經遇過一位年輕的患者，她是一位護理人員，在醫院工作每天都有照顧不完的病患和寫不完的病歷，雖然平日工作已經非常繁重，但她同時攻讀研究所，工作與學業必須要兼顧的她，可以說是蠟燭兩頭燒。

她自己也非常清楚自己的身體狀況，只要壓力大，月經就不來。在這樣身心俱疲的狀況之下，如同往常她的月經又延後了，有一回複診她告訴我：「羅醫師，我的月經終於來了，而且就在我的指導教授打電話告訴我，我的論文OK了，過沒幾個小時我的月經就來了。」由這個案例可以知道，壓力對於女性生理的影響是相當驚人的。壓力會影響人的免疫力讓人體變得容易生病，當然壓力也會影響荷爾蒙的分泌導致月經失調。

在中醫的觀點「肝主疏泄」，這裡的肝不只是肝臟功能，而是中醫五臟中的肝，肝具有調整全身氣機通暢的作用，所疏通與宣洩的包括：情緒壓力、消化功能、血液、水分、月經……等等。當肝氣不順暢時，稱為「肝氣鬱結」，簡稱「肝鬱」；會導致情緒暴躁易怒、月經不定期、乳房及下腹部腫脹疼痛，在月經來潮時有時會突然「暫停」一兩天，之後月經又繼續來，這個症狀中醫古書也有記載，稱為「經水斷續」。

我在門診時發現有這樣的女性朋友還不在少數，有可能是因為現代人的情緒壓力過大，又缺乏抒發的管道所造成。

## 腎虛

月經周期不規律還有另一個原因，就是荷爾蒙失調所造成的，女性體內的性荷爾蒙大多是由卵巢所分泌，因此一旦卵巢功能出現問題，就會導致月經的異常。像是卵巢早衰，是指年輕的女性但是卵巢卻提早罷工，導致女性荷爾蒙不足，初期症狀是月經周期不規律、月經量減少，如果放任不治療，最後甚至會發展成閉經。

另一個疾病稱為「多囊性卵巢」，會造成雄性激素過高、女性荷爾蒙不足，因此導致肥胖、多毛、青春痘增加、月經周期不規律、月經量減少，嚴重者月經不來。我曾經遇過多囊性卵巢的患者，她長期不理會自己月經的狀況，已經三到四年沒有月經了，在經過中藥體質調理之後，月經還是可以恢復正常。這些荷爾蒙失調所造成月經周期不規律的疾病，在中醫歸類為「腎虛」。

在一般人的觀念中，往往將腎與「性功能」聯想在一體，的確中醫的「腎」除了西醫的生殖與內分泌系統之外，也包括泌尿系統及呼吸系統。腎中藏有精氣，稱為「腎精」，是人體內的精華物質，「腎精」的功能非常廣泛，包括了生長、發育、生殖等功能，也與記憶力有關；當腎精不足就稱為「腎虛」，對於兒童來說，腎虛會導致發育遲緩；對於成年人而言，則會造成女性月經失調、男性性功能障礙等等。

所幸多數的人用補腎藥物治療之後，如果卵巢功能不是太差的人，都可以恢復正常，但是如果「腎虛」一直不去治療改善，則很有可能會有不孕、提早老化等情況發生。

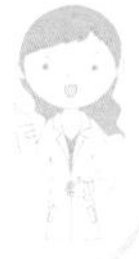

## 女人最困擾的經痛

「醫師，我這次生理期來前有吃冰淇淋，結果月經來痛到快昏倒了。」

「醫師，我每個月月經來都好痛好痛，會痛到嘔吐。」

「醫師，我都是月經前不會痛，但是月經來了之後才開始悶悶痛，而且頭暈暈的持續痛好幾天。」

月經痛，相信很多女性都曾經歷過，但是每個人的症狀卻都不一樣，有悶痛、刺痛、絞痛各種不同的感覺，疼痛的發生時間與程度也不一樣。要治療「痛經」，首先要找出造成痛經的元凶。

## 西醫怎麼看經痛

當我遇上有長期強烈經痛的患者，我建議可以去婦科做超音波檢查，看看是否有子宮先天結構異常，例如：子宮發育不全、子宮外口狹窄、子宮前屈、子宮後屈等；或是子宮內疾病造成的痛經，常見的有：子宮肌瘤、子宮內膜異位症、子宮腺肌症、慢性盆腔炎……等；這些病患都會遭受程度不等的痛經，而這種找得出原因的痛經，在西醫觀點上稱之為「繼發性痛經」。

相對於「繼發性痛經」的是「原發性痛經」，也是中醫門診最常見到的痛經症族群。什麼是「原發性痛經」呢？「原發性痛經」是指子宮構造沒問題，但是「功能」卻出現問題。這類的患者通常先去婦科檢查照超音波都沒有異常，但是每次月經來還是痛不欲生，因此會轉求中醫協助。

正常的子宮的內膜會分泌前列腺素，幫助子宮收縮排血。西醫認為「原發性痛經」是前列腺素濃度過高，導致子宮肌肉被過度刺激收縮因而產生疼痛；過量的前列腺素除了在子宮內作用，也會進入血液循環影響消化系統，造成腸胃道的肌肉劇烈收縮，產生噁心、嘔吐等症狀。

西藥對於痛經，通常是給予止痛藥，而止痛的機轉有好幾種；如果是痛經服用止痛藥時，最好選擇具有抗前列腺素功效的非類固醇抗發炎藥物，止痛效果較佳，常見的藥物有：Motrin、Nuprin、Medipren

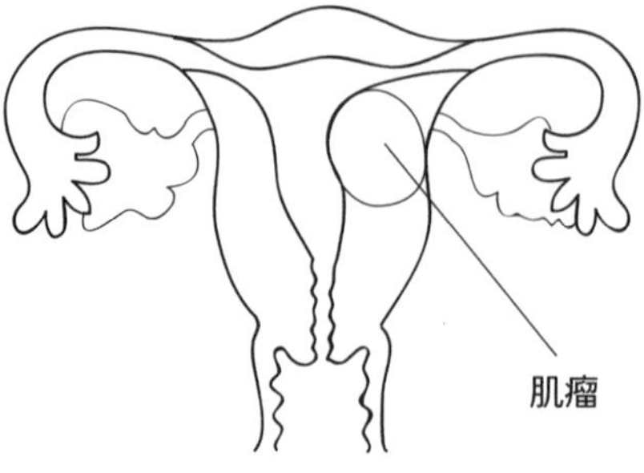


子宮肌瘤圖

（ibuprofen）、Aleve（naproxen）。

有些人吃西藥止痛效果不佳，就覺得西藥效果不夠強，因此自己服用「加強錠」或自行加重劑量，其實服用止痛西藥的時間點也很重要，要在月經痛發生之前服用，止痛效果最好，一旦疼痛發生之後再服用，止痛效果就大打折扣了。因此，如果需要服用止痛藥還是要去諮詢醫師，找出最合適自己的止痛藥，並且要「吃對時間」，否則胡亂服藥不但止痛不成，還有可能誤傷肝腎功能，那就得不償失了。

## 中醫怎麼看經痛

中醫對於人體是整體觀，痛經的發生原因並不單是子宮的問題所造成的，而是全身五臟氣血都有可能出現問題。如果只是一味的用止痛藥物來壓

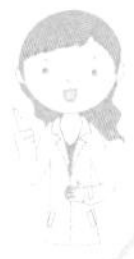

抑疼痛，而忽略疼痛發生的真正原因，只能說是飲鴆止渴將自己的身體置於最危險的處境。

中醫在做婦科問診時通常會問得很細，除了問有沒有月經痛的情況，還會更進一步詢問痛經的感覺，是悶悶痛？刺痛？還是絞痛？疼痛的時間也會有不同的意義，是月經來之前就開始痛，還是月經來之後痛？不同的疼痛時間也都提示著不同的發生原因。

## 月經疼痛感

### ・悶痛、脹痛感

月經前或月經期下腹以及乳房有悶痛、脹痛感，這種狀況代表身體裡的氣積不通暢，稱為「氣滯」。中醫認為「乳房屬胃、乳頭屬肝」，如果特別是乳頭的脹痛，則是「肝氣鬱結」通常是情緒壓力所造成。

**•刺痛感**

月經前或月經期下腹，以及乳房有痛感如針刺，有些人甚至會痛到無法上學或工作，這種情況代表體內有瘀血不通，屬於「血瘀」。通常有子宮肌瘤、子宮內膜異位產生的月經疼痛，也都是血瘀所造成。

**•絞痛感**

月經期下腹收縮感覺非常強烈到疼痛的程度，有些人會痛到噁心，甚至有嘔吐的情況，通常是「實寒」所造成的。

**•隱隱痛**

月經前或月經期下腹疼痛感覺並不強烈，而是隱隱作痛，而且伴隨經血量減少，這時候如果稍微按壓腹部，則疼痛感會改善，這種狀況通常是「氣

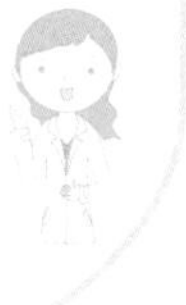

虛」所造成的；如果熱敷腹部疼痛感會改善，則是「虛寒」所造成的疼痛。

## 疼痛時間

### ・月經來潮前就痛

通常屬於實證。例如：血瘀、實寒所造成的疼痛，大多在月經來潮前幾天就開始疼痛，疼痛感會持續到月經來潮後的幾天，疼痛感通常比較劇烈，在排出較多的經血或血塊之後，疼痛會緩解。

### ・月經來潮後才痛

通常屬於虛證。例如血虛、氣虛所造成的疼痛，大多在月經來潮之後或月經結束後發生，這種痛感通常不太劇烈，有可能是腹部隱隱作痛，也有可能是帶有頭暈的痛。

## 其他異常狀況

### 下腹空墜感

月經期下腹有重重的感覺或下墜感，有些女性會感覺是「空空的感覺」，這種現象比較常出現在多產婦女或接近更年期的女性。但我在臨床也曾遇過手術切除子宮的女性及二十多歲的年輕女孩，曾經跟我提過她們會有這種感覺，甚至她們會用「子宮往下掉的感覺」來形容。

子宮周圍有好幾條韌帶將子宮牢牢地固定在腹腔之中，在正常狀況下當然是不會往下掉，如果是多產的婦女才可能會有子宮脫垂的情況。那為什麼明明沒有子宮脫垂，卻會有子宮往下掉的感覺？下腹會產生空墜感代表身體處在極虛弱的情況，中醫認為「氣虛則下陷」，下腹有空墜感表示有嚴重「氣虛」。這種氣虛大多發生在年長的女性，但不代表

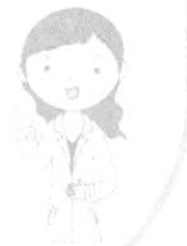

年輕女性就不會發生，現在的年輕人大多生活作息不規律，喜歡熬夜又不運動，年紀輕輕就氣虛的比比皆是。

而有些切除子宮的女性在術後也有這樣的感覺，有時是心理因素，認為切除子宮後有「不完整」、「體內有缺損」的感覺，如何鑑別是屬於心理因素或真的身體功能出現問題，可以靠把脈來區別，氣虛的脈象必然是軟弱無力的。對於下腹空墜感這個症狀，在調整體質的藥物重用補氣藥材：黃耆、人參、西洋參……等，就可以得到改善。

## 下腹冷感

月經期間下腹總是有冰冷感，腹部摸起來冰冰的，此時，如果喝熱飲或熱敷下腹部，狀況會有不錯的改善，通常是因為平素喜歡吃冰品、冷飲、寒性食物所造成。

### 腰痠

有些女性朋友在月經來之前，就開始腰脊痠軟無力的情況，有時伴隨有腳跟痛、腰腳無力、有時有耳鳴或耳朵有悶脹感……等症狀，這種情況是「腎虛」的表現。

### 小腿痠脹、水腫

月經前因為黃體素濃度增高的關係，會使得多餘的水分在身體滯留，很多女性在月經前會覺得身體有腫脹，再加上少動、久坐，因此經常會有下肢水腫或沉重感的情形，嚴重者體重會突然增加，有些人月經前後體重會相差到一公斤以上，這種狀況中醫稱為「脾虛水腫」。

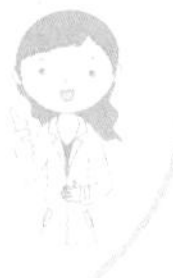

## 脾經

「脾主運化」是指中醫的脾和消化系統及水分代謝有關，而脾經走的位置是從腳大拇趾處往上行，沿著小腿的內側脛骨的後緣往大腿處，最後終點在腹腔。有些月經不順的女生在月經前會有「脾經痛」的情況，也就是小腿脛骨後緣的疼痛；也有些人是脾經上「三陰交穴」的疼痛，三陰交穴位於腳內踝上三寸，是脾經上的重要穴道，之所以會稱為「三陰交穴」是因為這是人體重要的三條經絡：肝、脾、腎三條經絡的交會。

脾經痛的人常有月經不順的問題，而三陰交痛不僅僅代表是脾經有問題，肝腎的經絡也出現問題，有可能伴隨其他婦科疾病，必須要謹慎注意。

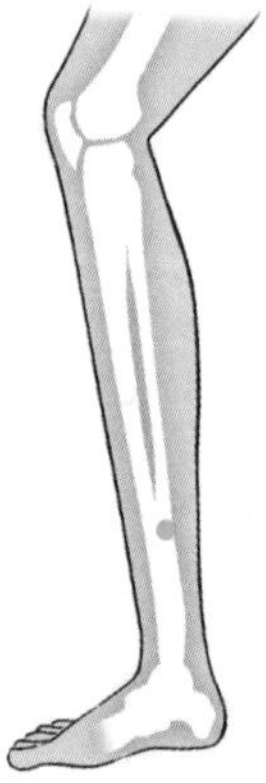

三陰交穴

## 中醫觀點的經痛類型

月經痛的發生的中醫觀點有：氣滯血瘀型、寒溼凝滯型、氣血虛弱型，中醫的痛經治療是針對辨證論治找出病因對症下藥，這三種不同的症型有不同的症狀及預防方式。

### 氣滯血瘀型

疼痛症狀：以下腹脹痛、陣痛、刺痛為主，嚴重者會感到噁心欲嘔，在瘀血排出後，疼痛症狀減緩。

中醫治療：會使用活血化瘀、理氣止痛的藥物治療，如：蒲黃、五靈脂、川楝子、延胡索等。

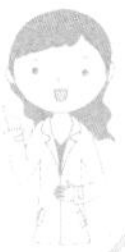

## 為何經痛時，會伴隨噁心、嘔吐呢？

中醫五行之中有所謂的相生與相剋，相生為木生火、火生土、土生金、金生水、水生木；相剋為木剋土、土剋水、水剋火、火剋金、金剋木。

而「木剋土」肝屬木、脾屬土，肝氣不順影響到腸胃功能就稱為「肝木剋脾土」。如果月經痛到想吐的人，通常是肝氣鬱結影響到腸胃肌肉過度收縮，這時運用「揉肝緩筋」的芍藥、甘草減少腸胃肌肉的收縮，可以達到止痛、止嘔的效果。

## 五行相生相剋圖

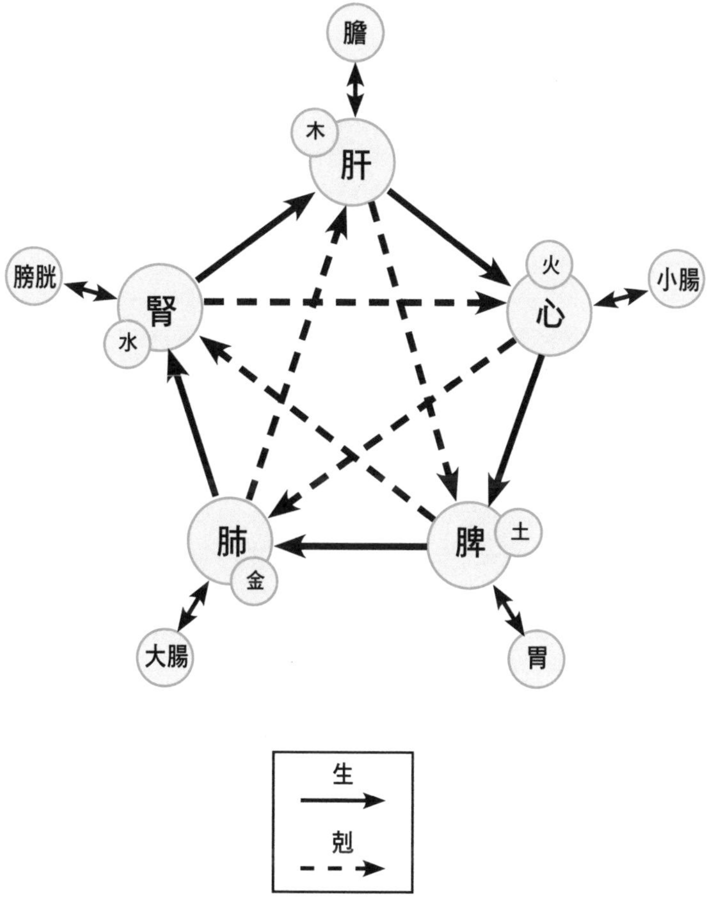

**寒溼凝滯型**

疼痛症狀：以下腹冷痛為主症，熱敷或食用熱飲後改善，容易有腰痠、水腫的情況。

中醫治療：會內服溫經止痛的藥物治療，如：附子、肉桂、乾薑、艾葉。在疼痛時可以用「針上灸」的治療方式，也就是在針灸的針尾放置燃燒的艾草粒，燃燒的艾草具有暖宮、溫經的藥氣循著針尖達到體內，達到止痛的效果。

**氣血虛弱型**

疼痛症狀：月經痛的感覺不強烈，隱隱作痛，按壓腹部疼痛會改善，有時痛感會持續到月經結束之後。月經來潮之後，比較容易有頭暈、目眩、倦怠、手腳發麻的感覺。

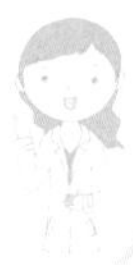

**中醫治療：**通常在月經期間會用輔助排血的藥物，但著重在月經之後加強調血補氣的藥物治療，如：當歸、川芎、黃耆、黨參。

## 預防痛經的生活習慣

### 經期適度運動

多數人因為缺乏運動、工作久坐，造成身體氣血運行不暢，因此在月經時容易造成疼痛。很多女性以為月經期應該禁止運動，其實月經期適度運動有助於腹部及骨盆腔的肌肉收縮，幫助經血排出。

經期適合做的運動有：柔軟操、伸展、太極、瑜伽（但不宜倒立）、快走、輕度的慢跑、騎健身車、打乒乓球……等，都是不錯的選擇。月經期不宜太過激烈像競賽的運動，例如：賽跑、馬拉松、激烈的球類運動、伏地挺身等。除此之外，水中運動也應該盡量避免。

## 隨時保持情緒開朗

在經期時，女性多有情緒不穩定、易怒、煩躁的情況。這個時候可以多吃含有色胺酸的食物，例如：小米、芡實、蕎麥仁、葵瓜子、南瓜子、豆漿、腰果、開心果，來幫助穩定情緒。

## 減少寒性食物攝取

有痛經症的人平時應該減少食用冰冷及寒性食物，尤其是月經前來潮的前兩周，一直到月經結束都應該禁止。除了冰品之外，從冰箱中拿出的食物最好要放到室溫再食用。寒性的食物包括：西瓜、奇異果、火龍果、柑橘類水果、香蕉、水梨、柿子等等。

## 注意腹部保暖

平日盡量少穿兩截式的服裝，減少腹部受寒的機會。月經期不要吹風、淋雨，非必要不要去戲水、游泳。

## 減少高鈉食物攝取

月經前因為荷爾蒙的關係造成經前水腫，體重經常會有上升的狀況，並不是真正的變胖。但是有些人一看見體重增加就急著要減重，刻意去食用一些標榜低卡、零卡的減重食物，但是這些食物往往鈉含量驚人，而體內高鈉又會造成水分滯留，反而更加重水腫。重口味、重鹹、重辣的食物往往鈉含量也較高，因此月經前最好飲食口味清淡。

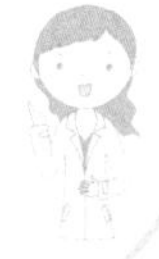

## 多吃高纖及全穀類食物

飲食中吃入的食物的變化為「水穀精氣」，成為人體「氣」的來源之一。因此人體氣血生化的來源來自於脾胃，而具有調補氣血最好的食物，就是五穀根莖類食物，例如：糙米、全麥麵包、小麥胚芽、地瓜……等。這些食物富含維生素B群，具有提振精神、安定神經的功能。對於有些月經期容易便祕的女性，多吃高纖食物也可以幫助排便。

## 減少糖分的攝取

在月經期食用過多的含糖飲料及甜食，會耗損體內的維生素B群，反而讓身體更不適、精神體力更差。很多人都認為月經痛時要吃巧克力或喝杯熱可可來止痛，其實這個觀念並不正確，吃巧克力止痛，心理層面的慰藉才是主因，因為吃甜食體內血糖升高會讓人有幸福的感覺，但這種幸福感只短暫的存在，而且在血糖下降後就消失殆盡了，反而會感覺更憂鬱，這個就是「甜食效應」。

但巧克力對於痛經的女性也不是完全沒有好處。確實，巧克力可以讓人產生愉快的感覺，緩解月經時的情緒低落，但是巧克力的含糖量過高會造成血糖不穩定，聰明的女性可以選擇可可濃度高於七十%以上的黑巧克力或無糖巧克力，這樣既能享受巧克力溫順的口感，又可以穩定情緒，還能避免吃進過多的糖分不會發胖，可以說是一舉數得。

## 黑糖也是糖呀？

有些人會覺得狐疑，黑糖也是糖分，為什麼月經期可以食用？比起冰糖、方糖、砂糖，黑糖是比較不精緻的糖類，所含的鐵、鈣、鎂、

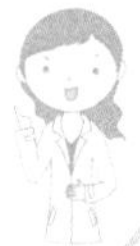

鉀等礦物質比其他醣類更高，而且黑糖含鈣有助於肌肉放鬆可以舒緩痛經，同時有補充鐵質的功能，是月經期想吃甜食比較好的選擇，女性朋友可以在月經時飲用黑糖薑茶，或在紅豆湯中加入黑糖調味，也是不錯的選擇。

有些女性會在經期飲用黑糖薑茶改善痛經的症狀，黑糖薑茶最適合「寒溼凝滯」型的痛經。黑糖是經期比較適合飲用的糖類，而老薑則有溫經、理中、去溼的功效，能夠減緩經期的不適。

不過，因為黑糖甜度較低，因此往往不小心「下手過重」加入太多的量導致肥胖，一天黑糖食用的量最好不要超過三十七點五公克。

## 平日注重調血補氣

氣血虛弱的人月經結束之後，或者兩次月經中間應該做身體的調補，尤其以調血補氣為主。大家熟悉的四物湯是專精於補血，加上具有補氣功效的四君子湯（人參、茯苓、炒白朮、炙甘草），就成為大家耳熟能詳八珍湯，具有氣血雙補的功效。如果氣虛更是嚴重，而且有手腳冰冷的情況或冬季天氣寒冷時可以用八珍湯加上黃耆、肉桂成為十全大補。八珍湯與十全大補湯都是氣血雙補的常用藥膳方。對於比較沒有時間燉補的人，月經後可以食用少量的豬肝湯或者牛肉、羊肉都具有補充鐵質的功效。平時也可多吃葡萄、葡萄乾、黑糖、黑芝麻等富含鐵質的食物。

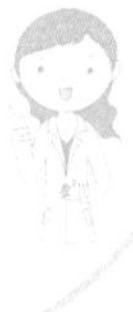

## 改善經痛的穴道按摩

很多人都會以為中藥的效果比西藥慢，其實是錯誤的。我自己也曾經是痛經症的受害者，在學生時代每個月生理期必吃西藥止痛，偏偏我對某些西藥成分過敏，會產生血管性水腫，有一回月經痛手邊剛好沒有止痛藥，同學好心給我一顆，沒想到過敏反應發作，立即眼皮腫脹、嘴唇腫脹，嚇壞身旁的同學。若和我一樣知道自己對某些藥物過敏，最好把藥物名稱記下，並且在看診時告訴醫師，才可以避免藥物過敏狀況再度發生。

當我開始學中醫以後，學會如何保養身體並且服中藥做調理，月經痛的情況大幅度的改善，原本每個月必備的止痛藥，早已束之高閣。現在我每個月來潮前，會服用化瘀通經的中藥讓月經順暢，月經結束之後，則會服用調血補氣的中藥。平日對於冰冷也十分忌口，痛經也就遠離我了。

中醫在治療經痛的療效相當不錯，而且大多數的人疼痛狀況都可以減輕，療效可維持不用每個月都服藥，可以說是標本兼治的方法。

## 三陰交穴

位　置：在小腿的內側，腳內踝上三寸（大約食指、中指、無名指、小指四指併攏的寬度）。

按摩法：用揉按的方式按壓三至五秒，左右腳交替按壓各按壓十次。痛經發生時可以經常按壓，幫助子宮排血，舒緩痛經。

功　效：**適合氣滯血瘀型的經痛。**三陰交穴是肝、脾、腎三條陰經的交會，因此稱為三陰交穴。能夠治療月經痛、月經不調、子宮肌瘤、不孕症等多種婦科疾病。

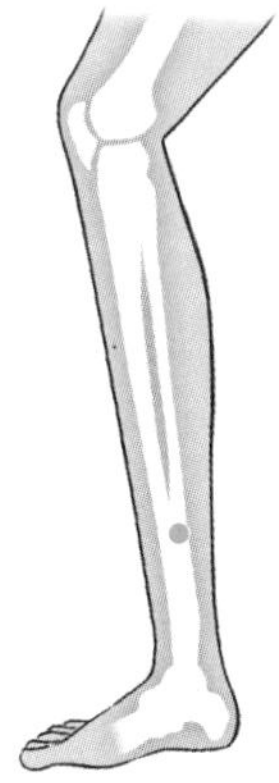

**三陰交穴**

## 陰陵泉穴

位　置：在小腿的內側，膝下脛骨內側凹陷中，（或當脛骨內側髁後下方凹陷處）。

按摩法：用揉按的方式按壓三至五秒，左右腳交替按壓各按壓十次。痛經發生時可以經常按壓，幫助子宮排血、消除水腫、舒緩痛經。

功　效：**適合寒溼凝滯型的經痛。**陰陵泉穴是脾經的穴道，也是消水腫的大穴。陰陵泉穴同時可以治療膝蓋疼痛、暈眩、腹水、腹痛、水腫、腰腿痛、尿閉、尿失禁、月經不調、痛經等。

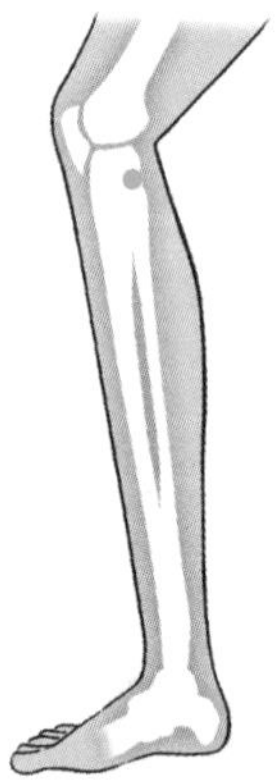

陰陵泉穴

## 關元穴

位　置：肚臍正下方三寸。（大約食指、中指、無名指、小指四指併攏的寬度）。

按摩法：痛經時可以用揉按的方式每次按壓三至五秒，按壓十次。中醫在治療月經痛針灸關元穴時經常會用針上灸。在家無法用灸法可以用熱敷袋、暖暖包或具有溫熱感的貼布，熱敷關元穴，達到暖宮止痛的效果。

功　效：**適合氣血虛弱型的經痛**。關元穴是關藏人體元氣的地方，所以稱為關元穴，具有補氣調氣的功效。

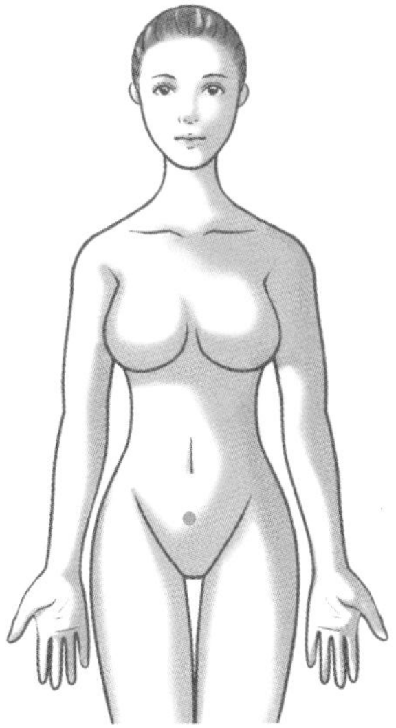

關元穴

## 每個人都有經前症候群？

台灣有八十%以上的女性都有「經前症候群」的困擾。「經前症候群」是一系列女性月經前身體、心理不適症狀的總稱，心理症狀通常有情緒波動大，容易生氣或悲傷欲哭、緊張、煩躁不安、易飢想吃東西，甚至感覺怎麼吃都吃不飽，尤其會想要吃甜食、蛋糕、巧克力。

中醫在婦科問診時，月經的狀況往往是重要的判斷依據，包括：月經前是否會有乳房脹痛、下腹悶痛、情緒低落、易怒、頭痛、水腫、關節痠痛、便祕或腹瀉……等等症狀。而且不少人認為月經前乳房脹、下腹悶痛、易怒是正常的。但如果這些是正常的又怎麼會出現一個疾病名稱叫做「經前症候群」？

## 西醫的觀點

小慧是一位國中女生，她的困擾是每次月經來潮之前都會下腹刺痛好幾天而且痛不欲生，一旦月經來潮之後疼痛感就消失了。小慧的媽媽帶小慧去看西醫檢查沒有任何問題，小慧吃了止痛藥雖然可以暫時緩解她的疼痛，但是月復一月，每次月經來之前對小慧都是折磨，因為經前症候群實在太不舒服了，小慧每個月都要請幾天的病假，老師很不諒解，於是小慧的媽媽帶著小慧來求診。

若是從西醫的觀點來看，是什麼原因造成經前症候群？目前還沒有一個完整的理論，但是經前症候群發生在排卵後到月經來之前的「黃體期」，因此有推論認為與雌激素、黃體素等性荷爾蒙的波動有相關；但也有研究認為和遺傳及神經傳導物質「血清素」的缺乏有關。

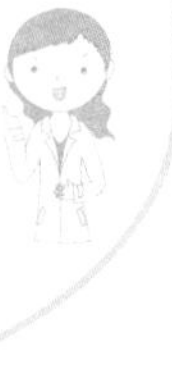

經前症候群出現的時間因人而異，有些在月經來前幾天才出現，有些人早在月經前兩個星期排卵之後，就開始發生不適。經前症候群的嚴重程度也是因人而異，大多數的人只會輕微感覺不適，但是有少部分的人會嚴重到像小慧一樣，無法正常上課與工作。

雖然造成經前症候群的原因尚未有定論，但是目前已知某些因素是經前症候群的高危險因子：攝取過量咖啡因，憂鬱症、躁鬱症病史或情緒壓抑，抽菸、喝酒，缺乏運動，飲食不均衡、維生素與礦物質缺乏。

## 中醫的觀點

在中醫的角度而言，經前症候群與肝鬱、脾虛、腎虛、血瘀……等多種原因有關，不同的發生原因會產生不一樣的症狀。一個好的、健康的月經來潮，應該沒有什麼經前症狀，行經時也不應該有劇烈疼痛、腰痠背痛的症狀，因此中醫很重視從月經來潮時的症狀，來評估身體健康的狀況。

人體臟腑功能是相當精巧而複雜的，臟腑功能互相關聯往往牽一髮而動全身，所以一個人的身上有可能會同時出現兩種（例如肝鬱、脾虛）、三種（例如肝鬱、脾虛，夾有血瘀），甚至更多種的原因造成經前症候群的產生。

臟腑功能失調會產生不一樣的症狀，「肝鬱」是情緒壓力無法抒發所造成的，關於情緒壓力會造成經前症候群這一點，中醫與西醫的看法是相同的，如果是「肝鬱」比較嚴重的人，經前症候群的症狀，會以乳房腫脹、下腹悶、情緒波動大為主要症狀，紓解肝鬱可以利用玫瑰花、佛手柑、柑橘茶這一類的食材，這些植物具有「疏肝解鬱」的效果，減緩情緒波動。

「脾虛」是消化系統出現問題，所造成的經前症候群會以經前水腫、經期腹瀉、脾經痛或者三陰交穴疼痛為主要症狀，脾虛的人可以選用「健脾去

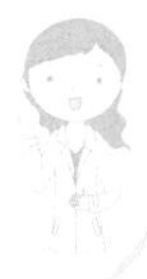

溼」的食材，例如：四神湯、紅豆薏仁湯、桂圓紅豆湯做為保養。

「腎虛」比較嚴重的人，月經前特別會有腰痠、下肢痠痛、腳無力……等症狀，具有補腰膝、強筋骨功效的杜仲，對於經前腰痠或者產後腰痠都有不錯的效果，不過，中藥用的杜仲是植物的「樹皮」，和坊間泡茶的「杜仲葉」還是不同，食用方法可以將杜仲放入平常燉煮的雞湯或排骨湯中，做為藥膳補充。

如果是「血瘀」為主的經前症候群，會以頭痛、下腹悶痛刺痛、關節痠痛等症狀為主要表現，而且疼痛的位置經常是固定的。像是前面提到的小慧就是典型的「血瘀」所造成的經前症候群，「血瘀」治療方式要在經前服用活血化瘀的中藥，例如桃仁、紅花就可以讓月經順利來潮不發生疼痛。不過，活血化瘀的中藥古方常用於通經、墮胎，因此在劑量拿捏需精準，如果使用不當，會使經血量增加，甚至經期大量出血導致血崩，建議還是由醫師處方比較安全。

## 減少經前症候群的發生

部分的研究報告中指出，咖啡因會加重經前症候群的症狀，因此當經前感到不適時，最好減少含咖啡因食物，如：咖啡、茶、可樂。此外，盡量避免抽菸、喝酒，因為會加重經前的不適感。**而適度的運動可以提高腦內啡的分泌，讓人心情愉快，減少憂鬱的發生。**

經前症候群除了荷爾蒙之外，和體內血清素不足也有關係；血清素又被稱為「腦中的幸福因子」，會讓人產生愉快的感覺。提高血清素的濃度可以穩定情緒緩解經前的情緒波動，也可以幫助消除水腫及乳脹感、減低疲勞感，而這種具有「幸福感」的食物並不難取得。雞胸肉、牛肉、乳製品、堅果類、香蕉、菠菜、扁豆、帶皮的馬鈴薯、燕麥粥、純巧克力都含有較高的

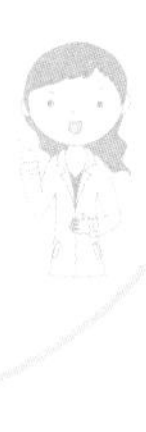

血清素。

有經前症候群的女性血液中的鈣、鎂，比起沒有經前症候群的女性低，而且在補充鈣與鎂之後，經前症候群的症狀會得到改善。富含鈣質的食物有：黑芝麻、小魚乾、黃豆、牛奶、花椰菜、芥蘭菜及甘藍菜等；富含鎂的食物則有：葵瓜子、南瓜子、腰果、白芝麻、菠菜、黑豆、花生、糙米及五穀麵包。另外，維生素B6有助於腦中血清素的生成。

## 舒緩經前症候群的穴位按摩

### 太衝穴

位　置：太衝穴的位置在腳大趾與二趾的趾縫往上按壓到盡頭處有兩骨交

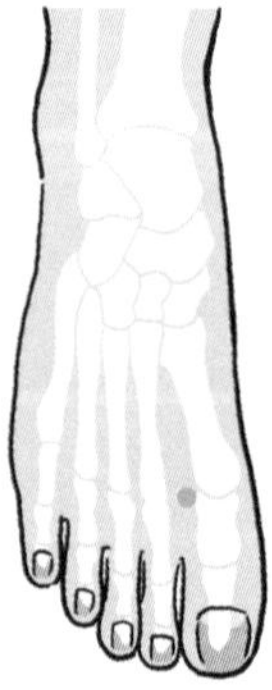

太衝穴

會，大約是指縫上兩寸處，也就是腳大趾與二指蹠骨的骨縫之間。

按摩法：用揉按的方式按壓三至五秒，左右腳交替按壓各按壓十次。

功　效：太衝穴是肝經的穴道，具有調肝的功效。在婦科治療上可以用在月經不順、經前暴躁易怒、乳房脹疼，以及崩漏等症狀。

## 風池穴

位置：頸部後方有兩條大筋，沿著大筋的外側向上推到盡頭處，頭部與頸部的交界處有一個凹陷如池，因此稱為「風池穴」。

按摩法：雙手大拇指按住兩邊穴道，用揉按的方式按壓三至五秒，用力按壓十到十五次。

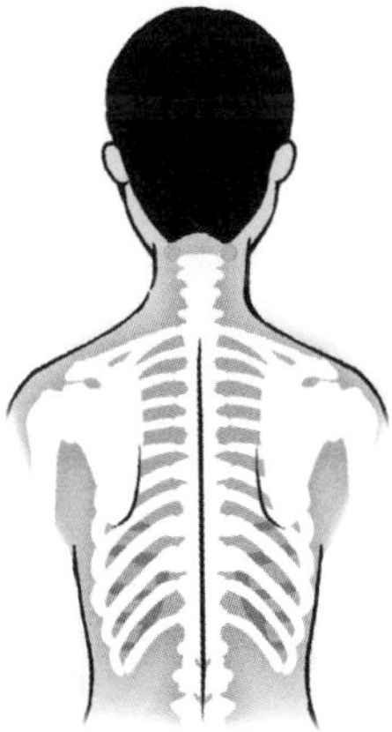

風池穴

功　效：風池穴能治療各種頭痛，除了經期前後的頭痛外，也對感冒的頭痛、頸項僵硬痠痛、頭暈、腰背痠痛、落枕有療效，同時具有醒腦明目的功能。

## 合谷穴

位　置：在手部虎口，大姆指與食指掌骨間靠近食指處。

按摩法：合谷穴應該朝著食指方向按壓而不是朝掌心按。按壓合谷穴會有痠脹的感覺，痠脹感有時會沿經絡傳導到食指。用大拇指揉按對側手的合谷穴，每次揉按三至五秒，按壓十到十五下，交替按壓另一隻手的合谷穴。

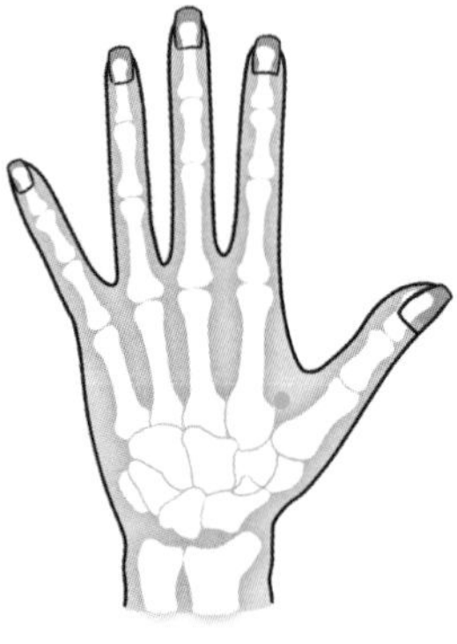

合谷穴

功　效：合谷穴是止痛大穴，舉凡頭部的頭痛、牙痛、三叉神經痛、頸項僵硬痛、落枕……等都可以止痛。對於經前各種疼痛也有緩解效果。

## 神門穴

位　置：將手腕的橫紋分為六等份，由小指側向內計算六分之一處就是神門穴，神門穴剛好在肌腱的凹陷處。

按摩法：用揉按的方式按壓三至五秒，左右手交替按壓各循環十次，可以改善失眠。

功　效：改善經前容易失眠，能調節心血管系統、腦神經系統及腸胃系統，治療失眠、健忘、胃痛。

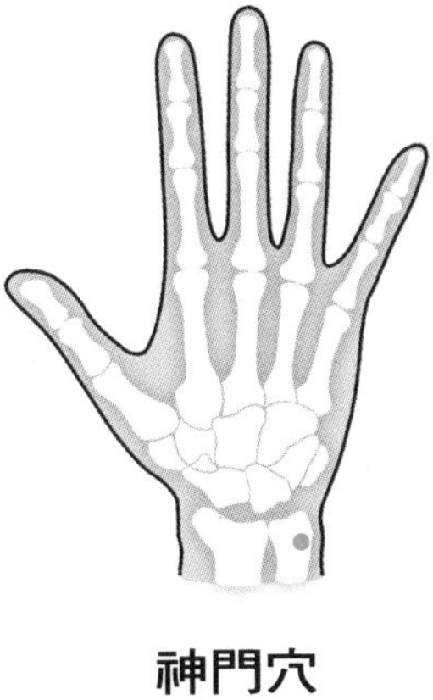

神門穴

## 經前症候群的食療

### 紅棗烤香蕉

材　料：紅棗十顆、無糖豆漿五十cc、蜂蜜三十cc、香蕉兩根。

作　法：1. 將紅棗去籽稍微炒過備用。

2. 鍋中加入豆漿、蜂蜜、去籽紅棗，煮滾後關火備用。

3. 香蕉連皮在小火上烤，烤至香蕉皮變成金黃色，再除去香蕉皮，將香蕉切成二至三公分厚的塊狀。

4. 將香蕉裝盤，淋上紅棗醬汁即可。

功　效：香蕉內含的胺基酸會轉化為血清素，當人體缺乏血清素時，會讓人有憂鬱感，所以說吃香蕉可以使人情緒舒緩、減輕壓力。香蕉還具有促進排便、降低血壓的功能，有便祕及血壓偏高的人可以多吃香蕉。雖然香蕉性味寒涼，但是經過烘烤的香蕉性味轉變為平和，因此適合月經前的女性朋友食用。

紅棗能夠補血健脾，益氣生津，主治脾胃虛弱、體瘦疲倦、食欲不振。蜂蜜具有清熱潤腸，改善便祕的效果。在月經期食用紅棗烤香蕉可以舒解壓力，放鬆情緒，改善便祕。

**佛手柑舒眠茶**

材　料：佛手柑十克、生甘草十克、浮小麥六克、紅棗十顆。

作　法：1. 一千cc水煮滾後，加入佛手柑、生甘草、浮小麥、紅棗之後加蓋，轉小火。

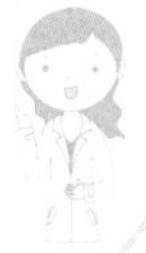

2. 再煮二十分鐘後關火，再悶十分鐘後即可飲用。
3. 可以在晚餐之後到睡前服用，每次服用三百cc。

功效：適合長期壓力造成的經前症候群、情緒緊張、睡臥不安、腸胃悶脹、食欲不振、消化不良、胃部及脅肋疼痛等症狀。中醫認為「胃不和則臥不安」，腸胃的不適往往會影響睡眠品質，而且在睡前食用宵夜也會影響睡眠的品質和深度。佛手柑能夠疏肝理氣，具有舒緩情緒，緩解因壓力造成胸脅及胃部的不適。甘草、浮小麥、紅棗有強健脾胃，寧心安神的效果。

## 薏仁紅豆粥

材　料：薏仁三十克、紅豆三十克、糙米二分之一杯、南瓜一百五十克、地瓜一百五十克、砂糖及鹽適量。

作　法：1.將薏仁與糙米洗淨，放入適量水，浸泡二至三小時後，用電鍋蒸熟備用。

2.用大量熱水將紅豆煮至軟爛。

3.將南瓜、地瓜切成適當大小。

4.將(1)、(3)加入(2)中，煮滾後關小火再煮二十到三十分鐘，最後加入適量的糖、鹽調味。

功　效：薏仁是常用的食材也是中藥材，具有健脾去溼的功效，可以藉由改善消化功能，活化體內水分代謝消除水腫。此外，

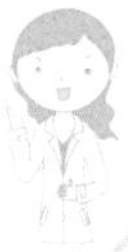

薏仁無論內服或外用，都具有美膚的功效；內服藉由調理腸胃功能改善膚質，外用於皮膚可以去除老廢角質，具有美白效果，還能使皮膚光滑細緻。

紅豆具有補虛利水、解毒排膿的功效，對於虛性的水腫有相當程度的改善，同時對於化膿型的青春痘也有幫助。

古籍記載地瓜具有「補虛乏、益氣力、健脾胃、強腎陰」的功效，使人「長壽少疾」，富含膳食纖維、維生素及礦物質，能夠促進腸胃蠕動，幫助排便，促進腸道健康。

中醫認為南瓜具有補中益氣、養心補肺、消炎止痛、化痰排膿、解毒殺蟲……等功效。經常食用南瓜能夠滋陰、補胃、健脾、防浮腫等作用，是很好的健康食物。

## 不正常的出血

「明明還不到生理期，怎麼會陰道出血呢？」

「愛愛之後，怎麼會有紅色的分泌物呢？」

「已經停經好幾年了，為什麼好像突然又有月經來？」

不是月經期，陰道卻發生異常出血，很多女生一定會驚嚇到花容失色。

子宮與陰道相連，陰道是子宮的對外開口，因此陰道異常出血有可能來自子宮，也可能來自陰道；所以不要小看陰道出血的症狀，背後可能的發生原因是相當多元的。

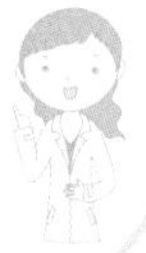

## 子宮出血的原因

造成子宮異常出血有些是找得出原因，有可能是子宮內腫瘤，或炎症造成的出血，例如：子宮肌瘤、子宮腺肌症、子宮腫瘤、子宮息肉、子宮內炎症、子宮頸糜爛……等。除了子宮內部疾病造成的出血，當然也要考慮是否為安裝子宮內避孕器後造成的出血，通常在取出子宮內避孕器之後出血就會恢復正常。還有一個狀況必須要注意就是早期懷孕的異常出血。

還有，另一種子宮出血有一些是找不出疾病原因的稱為「功能性子宮出血」。「功能性子宮出血」是指沒有全身性的疾病或生殖器官構造異常，而單純是子宮「功能」出現問題，這邊所指的功能是「下視丘、腦下垂體、卵巢、子宮」這個生殖軸線，其中任何一個環節出現問題都會造成「內分泌失調」。

功能性子宮出血通常會有經期紊亂、經期延長，也有可能造成經量增加。功能性子宮出血又分為「有排卵」與「無排卵」兩種，無排卵性出血大約占了八十到九十％，常發生在初經的少女及更年期的婦女，這個時期的女性面臨的是初經來潮和經水欲斷的情況，原本荷爾蒙的分泌就不穩定，因此無排卵性出血可以先觀察不用積極治療。

有排卵的子宮出血多發生在生育年齡的婦女，此時的婦女生殖軸線應該很穩定，少有異常出血的狀況，因此功能性子宮出血通常有黃體不足的情況，在生產之後或流產後的恢復期也很常發生。如何得知是否有來卵的情況？除了在排卵期去婦產科照超音波，利用簡單的基礎體溫測量或使用排卵試紙，都可以自行判讀是否有排卵的狀況。

「功能性子宮出血」中醫稱之為「崩漏」，「崩」為血崩似的大量出血，稱為「崩中」，「漏」為少量滴滴答答的出血，稱為「漏下」。更年期

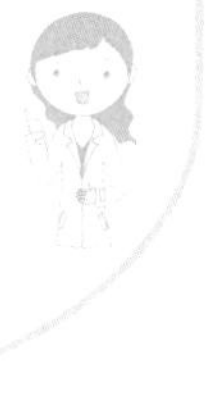

的婦女發生的原因是更年期腎陰不足、陰虛火旺。而初經的女孩則是腎氣未充、氣血虛弱。生育年齡的女性發生的原因，則是多與飲食失調（喜歡吃燥熱食物、飲酒）、作息紊亂（熬夜、日夜顛倒）、情緒壓力所造成的肝脾不和有關。

「功能性子宮出血」在中醫治療的方面有「塞流、澄源、復舊」三個步驟，塞流是指出血時，要治其標先著重止血；澄源就是當出血緩解後，要找出是腎氣虛、腎陰虛，還是氣血虛等病因，再對症下藥；復舊則是要著重身體的調理、善後固本、恢復如舊，避免出血再度發生。

## 一個月月經突然來兩次？

曾經有患者A小姐神色焦急的來看診：「羅醫師，我的月經不規律，每個月都提前個幾天，而且四月時月經還來了兩次。」我看的A小姐的月經周期，三月份月經是三月四日，四月份為一日；四月二十九日月經又來。

我幫A小姐計算一下，她的周期剛好是二十八天，但是每個月都有大月及小月之分，大月有三十一天，小月有三十天。如果月經周期天數低於三十天，每個月月經來的天數會提前，A小姐的周期二十八天，所以每個月會提前，甚至一個月來兩次月經的現象，這都是正常的情形，不用太過緊張。

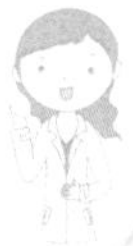

還有，另一個狀況會導致一個月月經來兩次，我們之前提過低於二十一天或超過三十五天以上的周期，都算是不正常的周期。在某些情況下，原本正常規律的月經突然提前來了，如果周期低於二十一天，很有可能是所謂「功能性子宮出血」。

但幾乎所有的女性朋友一生之中，都會有一、兩次過長或過短的月經，所以有些學者認為不正常的月經周期超過三個月以上，才算「功能性子宮出血」。

## 陰道出血的原因

但是有些出血的原因並非來自子宮，而是來自於陰道，如：陰道壁息肉、萎縮性陰道炎……等，這種出血比較常見於性交之後，稱為「接觸性出血」。曾經有病患每次和先生行房之後，陰道就會出血，經過檢查發現原來是陰道壁長了息肉，因為磨擦的關係導致息肉出血，動個小手術把息肉夾除就恢復正常。

而萎縮性陰道炎常見於中老年婦女，因為停經後荷爾蒙減少，造成陰道壁變薄，陰道也比較乾燥，經常會有性交不適及性交後出血的狀況，如果有這種狀況，坊間有陰道專用的潤滑劑，可以在性交時使用，一方面能夠減少摩擦與不適感，也可以使停經後的女性能享受魚水之歡。

## 服用保健食品造成陰道出血？

我曾經遇過一位已經停經多年的病患，最近突然又滴滴答答的出現月

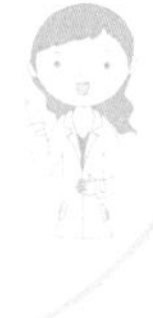

經。已經停經的婦女會有陰道出血，首先要考慮子宮內膜惡性病變的可能性，因此我催促病患一定要去醫院檢查，病患聽從我的建議去醫院做了超音波檢查，還好結果一切正常。

既然沒有任何問題，怎麼會無緣無故出血呢？一定還有其他原因。於是，我細問病人這幾個月的生活狀況及平日飲食，有沒有特別補充一些含有荷爾蒙的食物。一問之下，才發現這位病患最近幾個月聽朋友的建議，停經後的女性應該要補充荷爾蒙，所以開始服用蜂王乳，蜂王乳似乎重新啟動了她的荷爾蒙系統，導致類似月經般的出血，雖然這次的出血只是虛驚一場，但是千萬不要小看「保健食品」的影響。

很多保健食品雖然標榜「純天然」，但是蜂王乳、月見草油、大豆異黃酮、山藥……等成分，都有類似雌激素的功效，標榜能夠調整女性生理功能，但是健康食品既然歸類於「食品」，就無法確認它的有效濃度及療效，也有些人服用之後，覺得身體狀況有改善，但也有人覺得並沒有任何變化。

我也曾遇過幾位病患都是停經後服用保健食品，造成月經再來，也有子宮肌瘤的病患疑似因為服用含有植物性雌激素的保健食品，導致短短半年間肌瘤增大數公分。服用「保健食品」固然是希望自己能夠吃出健康，但還是應該選擇自己適合的品項、適量服用並且謹慎為之。

## 排卵期出血

「羅醫師，我這次月經周期縮短了，一個月來了兩次，怎麼會這樣呢？」遇到這種狀況通常我會再追問：

「你這次出血的時間，是不是剛好是月經來的兩周之後，經血量少少的，但是有黏黏的分泌物，而且血量只要用護墊就可以了，只要二到三天就

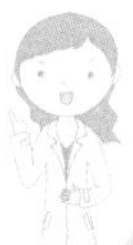

乾淨了？」

「對耶，醫師你怎麼會知道呢？」

其實並不是我會算命，而是這個狀況是典型的排卵期出血。排卵期大約在下次月經來潮前的十二至十四天，大多數女性朋友的月經周期都很規律，因此要推算出排卵日期並不困難。排卵期還有一個很明顯的特徵，就是有黏稠狀無色透明的分泌物，中醫稱為「絲狀帶下」，因此要判別是不是排卵期出血其實並不困難。

但是，原本排卵期都很正常，為什麼這個月突然出血了呢？如果排卵期出血是偶發性的，那麼並不用擔心，根據統計所有的女性朋友一生中，至少會經歷一次的排卵期出血，這個狀況通常代表當月的身體狀況比較差，有可能是過勞、熬夜、壓力……等原因所造成。

如果排卵期出血變成常態性的發生，那麼就該要注意了，可能是荷爾蒙失調所造成的。在中藥調理會根據月經周期給予藥物治療，稱為「月經周期療法」，月經結束到排卵前以補腎陰為主，排卵期給予促進排卵之中藥，排卵之後則是以補腎陽，治療的目的是要讓體內的荷爾蒙恢復正常，就不會有排卵期出血的情況了。

## 月經不來沒關係——多囊性卵巢症候群

我曾經有一位「多囊性卵巢症候群」的患者小琦，體重超過一百公斤，來看診的時候月經已經三、四年沒有來了。初診時我相當訝異，怎麼會有人忽視自己的身體健康，讓女性最重要的「好朋友」每個月都缺席，小琦給我的答案是：「過去吃過西藥荷爾蒙調經，有吃月經就來，沒吃月經就不來，加上因為工作很忙，沒有時間看診，後來就索性不管了。」

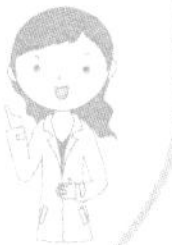

「多囊性卵巢」是一種不明原因的荷爾蒙異常，會呈現雄性激素分泌過多，而造成雌性激素不足，產生多毛、痤瘡、肥胖及月經周期不規律，甚至是停經的症狀。月經這麼久沒來對身體會不好嗎？月經在中醫學中認為必須要定期排出，如果沒有排出，則瘀血阻滯在子宮之內容易生「癥瘕」。在《校註婦人良方》這本書中有提到：「婦人腹中瘀血者，由月經閉積，或產後瘀血未盡，或風寒滯瘀，久而不消，則為積聚癥瘕矣。」

西醫也認為未排除乾淨的子宮內膜持續增生，經年累月的在子宮內刺激，有可能讓子宮內膜產生不好的病變，有可能提高子宮內膜癌的發生機率。小琦在持續中藥治療半年、體重減下十幾公斤之後，月經就恢復正常了。所以女孩們千萬不要覺得月經沒來不是什麼大問題，長期月經不來，可能會造成子宮內膜增生、子宮內膜癌病變、肝臟疾病、糖尿病、不孕症⋯⋯等等，千萬不可大意。

## 西醫的觀點

「多囊性卵巢症候群」是荷爾蒙異常導致女性體內雄性激素活性增加，因而產生多毛、痤瘡、肥胖及月經不規律，甚至無月經的症狀。造成多囊性卵巢症候群的原因目前沒有定論，有部分多囊性卵巢的患者有血糖升高，胰島素敏感度降低況，未來得到糖尿病的風險比一般婦女增加；因此，也有西方醫學認為多囊性卵巢症候群是卵巢和胰島素功能失調的結果。

「多囊性卵巢症候群」之所以有這麼奇特的名稱，是因為有這種體質現象的人在婦科超音波照檢測之下，卵巢內有許多不成熟而沒有排出的卵泡，使得卵巢呈現很多小囊泡狀，所以稱為「多囊性卵巢」。多囊性卵巢症候群因為雄性激素活性增加，患者容易在臉上、前胸、後背出現較多的痤瘡，毛髮也會偏向男性化，所以有較明顯的鬍鬚、胸部、腹部、手腳毛髮增加，嚴

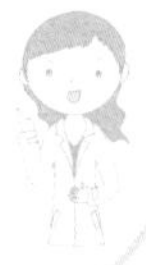

重者有頭頂掉髮的情況，形成女性的雄性禿。

在台灣，大約有八成多囊性卵巢症候群的患者，有排卵的障礙導致月經周期延長，月經不規律幾個月有來幾個月沒來，更嚴重的情況，就是月經完全不來變成閉經的狀態。大約有四成多囊性卵巢症候群會伴隨有肥胖的問題。多囊性卵巢症候群在西醫的治療方式是給予外來的荷爾蒙讓女性的月經能夠如期來潮，有胰島素問題的人給予控制血糖的藥物。

## 中醫的觀點

「多囊性卵巢症候群」在中醫都歸屬於「腎」系疾病的範圍，中醫的「腎」和人體的生長、發育、生殖、內分泌系統及水分代謝等功能相關。「腎」又分為腎陰與腎陽，在女性月經周期中，腎陽又主導著排卵的功能。

當腎陽虛會導致身體功能嚴重失調，性荷爾蒙的分泌異常以及排卵出現障礙，因此腎陽虛的女性容易出現月經量異常、月經周期不規律甚至不孕等問題。

中醫治療是注重卵巢功能的重建，利用月經不同時期，給予不同的藥物，在排卵期前以補腎陰為主，排卵期則添加有補腎陽促進排卵的藥物，希望能夠利用藥物導引讓卵巢能夠恢復正常功能。

有多囊性卵巢的患者，在運動

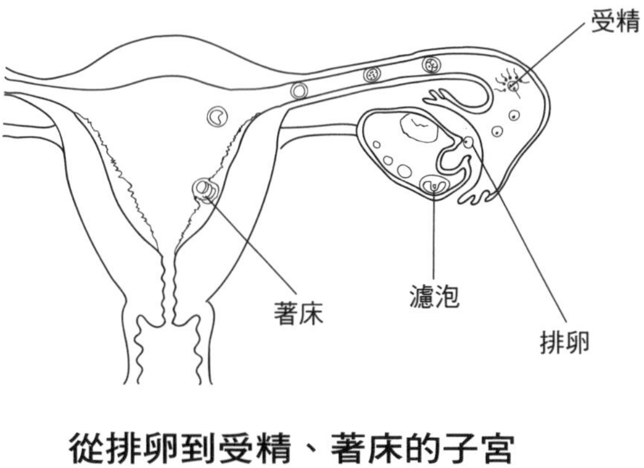


**從排卵到受精、著床的子宮**

的選擇上可以多騎單車或健身車，可以幫助骨盆腔的血液灌流的運動，改善骨盆腔內臟器的功能，當然也包括子宮及卵巢。多囊性卵巢症候群的患者如果同時有肥胖的問題，在治療的同時一定要控制體重，療效才能夠事半功倍。

我曾經有多囊性卵巢的患者三到四年月經都沒來了，減重加中藥調理月經居然正常來潮，連患者本身都很又驚又喜。也有另一位多囊性卵巢症候群的高齡媽媽想要再拼第二胎，嘗試多年卻一直沒有好消息，在中藥調理搭配減重後，居然在四十三歲時自然懷孕且喜獲麟兒。

雖然多囊性卵巢患者在統計學上確實比較不易受孕，所以很多患者來看診時都是憂心忡忡，在適當的調理之下，還是能夠順利懷孕，所以有多囊性卵巢症候群的人不必過分擔心，因為中醫認為人的情緒也是影響健康的重要環節，有積極正面的情緒、適當的舒解壓力，才能夠順利的懷孕。

# 白帶與陰道炎

「羅醫師，我每次月經前後都會有黃色的分泌物，而且很容易搔癢，味道也酸酸臭臭的，很不好聞，每次有這種狀況我就用陰道塞劑，塞個幾天症狀就好了，但是下一次月經來還是一樣，真的十分困擾啊！」

白帶是很多女性朋友既困擾卻又難以啟齒的問題，其實有白帶並不見得是不正常，因為白帶有分正常的生理性白帶和異常的感染性的白帶。

## 正常的白帶

女性的子宮頸、陰道會有正常的分泌物來保持陰道適度的滋潤，這是正

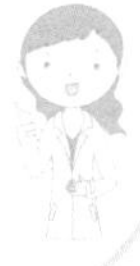

常的白帶稱為「生理性白帶」。生理性白帶會隨著女性的生理周期，而有量多量少的變化，通常在月經來潮之前、排卵期、懷孕期白帶的分泌量會增加。

正常的白帶在平時會呈黏稠、透明、沒有異味的稀薄分泌物，不會在內褲留下有顏色的漬痕。如果陰道中存在有乳酸菌，則白帶也會呈現略帶乳白色的情況，正常白帶在排卵期會特別量多且黏稠，呈現拉絲狀；中醫也稱之為「錦絲帶下」或「絲狀帶下」。

有時候雖然並沒有感染，但是白帶量卻如同清水般的量多，雖然沒有異味也不會搔癢，但是一整天溼溼黏黏的，也會讓女性朋友非常困擾，在中醫的觀點，這是臟腑功能出現異常，多是「脾虛」或「腎陽虛」所造成的。

## 脾虛型白帶

### 分泌物特徵

經常性的分泌物量多，分泌物無色或白色、質稀薄、無異味也不會搔癢。

### 其他症狀

面色蒼白或萎黃，容易怕冷，疲倦乏力，小腹有重墜感、大便不成形，容易覺得腳腫脹或者全身水腫。

「脾虛」型的白帶在中醫門診非常常見，經常是女性朋友被分泌物所困擾去西醫婦產科檢查，發現沒有異常也沒有感染才轉至中醫調體質。「脾虛」這種症型最常發生在年輕女性的身上，因為年輕女性特別喜歡吃冰品或

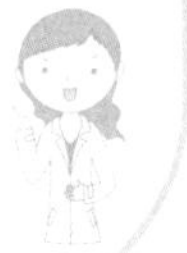

生冷的食物，導致體內又寒又溼，溼氣無法代謝造成分泌物增加。

「脾虛」型白帶屬於非感染性所以分泌物無色、無味，但是底褲一整天都感覺溼溼的，甚至有些女生一天要換好幾條內褲才會覺得乾爽，雖然不是甚麼大毛病但卻讓人十分困擾。服用具有「健脾去溼」的中藥：蒼朮、白朮、薏苡仁、白果、芡實及五味子，可幫助減少白帶感染的情況。白果雖然有縮小便、止帶濁的功效，因為白果有小毒，所以一天食用的量不可以超過十顆。

## 如何預防

必須少吃生冷及冰品，才可以改變體質，改善「脾虛」的症狀使白帶的量恢復正常情況。平日避免穿過於緊身、不通風的衣服，且盡量穿著棉質內褲，也不要長時間使用護墊，如果有使用護墊的習慣要勤於更換護墊。工作需要長時間久坐的女性，應適度站立、走動等來改善骨盆腔血液灌流，下腹部臟器的健康。

## 腎陽虛型白帶

### 分泌物特徵

經常性的分泌物量多，分泌物無色或白色、白帶量多質稀薄，甚至終日淋漓不斷，如清水般流出。

### 其他症狀

腰痠如折，小腹有冷冷的感覺，經常性的頻尿，尤其夜間特別頻尿且尿量多。腎陽虛型的白帶比較常發生在中老年婦女，多數在更年期前後或停經後較為常見，臨床上也曾遇過一位子宮切除的三十多歲年輕女性，也主訴她

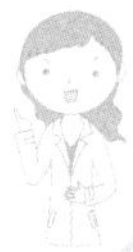

有這種如清水般流的陰道分泌物，而且伴隨有嚴重的腰痠好像腰快要斷掉一般的感覺。

### 如何預防

會有腎陽虛型的白帶的人體質屬於極度虛寒性，在治療上可選用具有補腎陽功效的中藥，如：肉桂、附子、杜仲……等，來調理。

## 感染性白帶

### 分泌物特徵

感染性白帶又稱「病理性白帶」，就是不正常、不健康的分泌物。有些女性會因為陰道發炎、子宮頸炎、骨盆腔炎症……等疾病，導致陰道的分泌物增加，分泌物顏色呈黃色、綠色、豆腐渣狀，甚至泡沫狀的分泌物，中醫古籍對此種異常分泌物稱之為「五色帶下」，同時伴隨有魚腥、酸臭或腐臭……等異味，同時有陰道搔癢與灼熱感。

感染性的白帶是陰道發炎的結果，陰道分泌物若為黃色或綠色，比較可能是陰道滴蟲或者是細菌性的感染；若是黴菌、陰道念珠菌的感染，分泌物則呈現白色豆腐渣或如乳酪般的塊狀。

## 如何預防

人體的陰道中原本就有許多的好菌與壞菌，在健康的人體中好菌與壞菌是處於平衡的狀態，生活作息混亂、飲食偏食失調、懷孕期停經期前後荷爾蒙不平衡、糖尿病患、免疫失調者，這時候陰道壁抵禦病菌侵襲的能力下降，使得陰道環境改變成為有利於細菌和黴菌易滋生的溫床，產生陰道發炎。

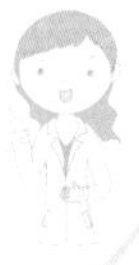

因此，陰道炎並不是一定是接觸到不潔的環境或者性行為所傳染，而往往和個人體質的改變有關，例如女性朋友進入更年期陰道的分泌物變少、缺乏保護力也很容易發生「腎陰虛」型的陰道炎。

而且一旦發生過陰道炎，代表體質已偏虛弱、氣血陰陽失調讓壞菌有機可乘，通常也很容易再反反覆覆的發生。女性若有出現顏色異常的分泌物合併有不正常味道，應該立即求診治療。中醫認為感染性的白帶與溼毒以及腎陰虛有關。

## 溼毒型白帶

### 分泌物特徵

分泌物量多、色黃或綠如膿，黏稠渾濁如米泔，或是呈泡沫狀，穢臭有腥味或酸臭味。

### 其他症狀

陰道搔癢感，小腹痛，小便量少色黃，口苦咽乾，可能有低熱或輕微發燒。淫毒型的白帶可以發生在任何的年齡層，主要是感染所造成的陰道發炎導致分泌物增加。在感染時可以內服具有清熱解毒、消炎抗菌的中藥材如：黃柏、車前子、金銀花、連翹、土茯苓……等藥材，或配合中藥的外洗坐浴法來治療。

### 如何預防

淫毒型的白帶經常反覆發生，是因為陰道本身的免疫力下降，容易反覆感染，因此在治癒後特別要重視平時的保養，建議可以搭配補氣、提高免疫

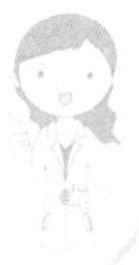

力的中藥材，以求徹底調整體質，杜絕溼毒型的白帶的再次發生。

## 腎陰虛型白帶

### 分泌物特徵

分泌物量可能不多，顏色黃或白，或是會帶有紅色血絲，經常伴有陰道及外陰部乾燥、搔癢、灼熱疼痛感，甚至會陰道出血及性交疼痛。

### 其他症狀

容易心煩易怒、頭暈目眩、口乾內熱、耳鳴心悸和腰痛情況。

腎陰虛型的白帶通常發生在中老年、更年前後期或停經後的婦女。腎陰虛型的白帶很類似西醫的「老年性陰道炎」，又稱為「萎縮性陰道炎」，在中老年婦女發生的比率並不算低，原因在於女性進入更年期或停經後，女性荷爾蒙缺乏陰道的內皮萎縮退化，導致陰道黏膜變薄，陰道潤滑液分泌減少，使得陰道無法保持正常酸鹼度，容易造成細菌感染。

更年期後荷爾蒙缺乏中醫歸類為「腎陰虛」，「陰」是體內類似精華液的水狀物質，有滋潤、濡養人體五臟六腑的功能。當年歲增長，身體的陰液逐漸被消耗，陰不足導致虛陽上亢，身體反而會產生潮熱、盜汗、失眠等「上火」的現象。「陰」不足也容易發生乾燥的症狀，例如：眼乾、皮膚乾、口乾，當然也會有陰道乾癢的情況。

## 如何預防

針對腎陰虛型的白帶，中醫會用「滋陰」的方式調理，就如同給身體補充精華物質，通常選擇當歸、熟地、玉竹、女貞子、旱蓮草……等中藥材。

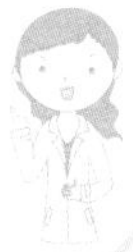

更年期前後的婦女，平日也可以多食用富含植物性雌激素的食材，如豆漿、豆腐及新鮮的山藥，減緩因為女性荷爾蒙缺乏所造成的不適症狀。蘆薈萃取物則具有消炎鎮靜的功效，可以外擦在搔癢的部位，如果感染的情況加重有黃色分泌物，則可用蒲公英、黃柏等具有抗菌效果的藥材內服或者外洗。

# 第三章

# 子宮保養比臉部保養更重要

每個女生的梳妝台上總是有瓶瓶罐罐的臉部保養品，但中醫說：「諸病於內，必形於外。」氣色不好，即使用再多的保養品，也只是調理皮膚表層。想要美白回春，就正本溯源，從調理子宮做起。

每個女生的梳妝台一定多多少少有臉部保養的瓶瓶罐罐。現在保養品的功效越來越多元了，保溼、美白、抗痘、抗老、除皺，皮膚保養務必要做到全方位滴水不漏，而各種保養品成分：左旋C、傳明酸、膠原蛋白、玻尿酸、杏仁酸……，女孩們更是如數家珍。但是，即便擦了滿臉的保養品，臉上怎麼還是透不出蘋果光？皮膚還是一樣黯沉蠟黃？下巴痘痘怎麼還是冒個不停？這個時候，不是保養出了問題，而是身體出了問題。

## 痘痘冒不停 荷爾蒙失調

人生最悲慘的事情之一，就是青春遠離了，但是青春痘還在。這雖然是一句玩笑話，但是可以知道不少的成年人還是受到「青春痘」的困擾。青春痘的醫學名稱是「痤瘡」，因為青春期油脂分泌旺盛，所以特別容易阻塞毛孔導致皮膚發炎化膿，所以又稱「青春痘」，但青春痘並不是年輕人的專屬，如果連成年之後都還是「成人痘」冒不停，而且重複發生在同一個部位，排除化妝品、藥物……等外在因素所造成的痤瘡，很有可能是身體的五臟六腑與內分泌出現了問題。

如果是經常發生在額頭的痤瘡，通常是因為熬夜晚睡所造成；發生在鼻周的痤瘡則是腸胃的問題；發生在左臉頰是肝的問題；右臉頰是肺；如果痤瘡經常發生在下巴，則是骨盆腔的問題，這個部位的痘痘最常見於女性生理期前所發的「生理痘」，通常是因為女性荷爾蒙失調、月經不順或有便祕的情況。

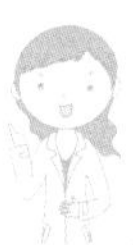

## 羅漢果花茶

材　料：羅漢果一顆、金銀花十克、杭菊花十克、玫瑰花六克、蜂蜜適量。

做　法：1.將羅漢果、金銀花、杭菊花、玫瑰花用水清洗後備用。

2.先將羅漢果敲碎放入煲鍋中，然後加水一千五百cc，大火將水煮滾加入金銀花、杭菊花及玫瑰花，改用文火煮二十分鐘，將藥渣過濾取出藥汁。

3.加適量蜂蜜調味攪勻，即可飲用。

功　效：清熱解毒、消腫排膿。羅漢果味甘性涼無毒，具有清熱潤肺、止咳化痰及生津止渴作用；金銀花性味甘寒，具有清熱解毒的功效；杭菊花性味甘苦微寒，能夠清熱明目。金銀

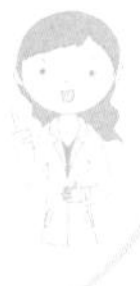

花與杭菊花兩者皆具有抗菌、抗病毒、消炎、利尿及緩解青春痘的功效。玫瑰花性味甘微苦溫，能疏肝理氣、舒緩情緒，少量使用能夠緩解月經前乳房脹痛、情緒低落、暴躁易怒等經前症候群的症狀。

**適用對象：**羅漢果花茶是針對經前症候群容易口乾舌燥、身熱便祕、情緒易怒、容易有經前痘痘的女性朋友所設計的一款養生茶飲。

**小叮嚀：**對於體質偏寒的女性朋友，在月經之前不宜食用生冷食物及飲用寒涼茶飲。花類的藥材烹煮時間不宜過長以免有效的精油成分在烹煮過程中揮發。蜂蜜具有潤腸的功能，容易腹瀉者須減量使用。

## 氣色差是哪裡出問題？

「妳最近氣色好好喔！」這是每位女性朋友都想聽到的讚美。但如果朋友說：「妳最近氣色好差喔，是不是貧血了？要不要去看個醫師？」很多人都會笑不出來，氣血虛的人，皮膚缺乏血色，看起來總是很疲倦，因此會被人冠上「氣色差」的稱號。女生最怕被別人說「氣色差」，但是「氣色好」好像又是非常抽象的形容詞，什麼是「氣色」呢？

氣色好除了本身的膚色健康，臉色還要有充滿元氣的感覺，這種充滿元氣的感覺，中醫稱之「有神、有胃」；以膚色而言，有所謂的「主色」與「病色」。因為不同人種天生膚色不同，西方人多白皮膚，東方人的膚色偏黃，這是先天遺傳的「主色」。即便是同樣的黃皮膚，有些人天生就是膚色比較深的「黑肉底」，但是也有些東方人天生膚色會接近西方人「柔肌賽雪」，因此每個人的「主色」都是不同的。

正常黃種人除了本身的「主色」之外，膚色應該是黃紅隱隱，明亮潤澤，因此東方人的好氣色是指「黃裡透紅」。但是好氣色除了「膚色」之外，還要有精神奕奕、容光煥發的感覺，也就是「有神」；能夠看起來神氣滿滿，通常代表有良好的消化吸收功能，腸胃好自然不會面黃肌瘦，因此好的氣色也稱為「有胃」。

**中醫的主要診斷方式是四診：望、聞、問、切。**望診為四診之首，一位有經驗的醫師可以從病患走進診間的動作、步態、氣色，就開始診斷病患的疾病。中醫有一句話：「諸病於內，必形於外。」有病氣的人，外觀就會看得出來，五臟六腑功能不佳的人，無論膚色、膚質、毛髮、說話聲音都可能出現異常。

因此，氣色不好，即使是用再多的保養品，也只是調理到皮膚的表層。

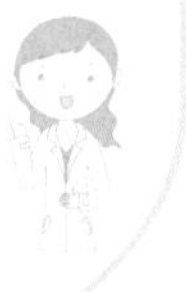

身體的「表相」要好，重點在於身體的底子要好，對於女性來說，要有健康的身體，一定先擁有健康的子宮，才能讓你內外兼修，身體好、皮膚好、氣色好、心情好！我們常說的「氣色差」代表個人的主色不好之外，還出現了「病色」，為常常見到的氣色問題是：臉色黯沉、蒼白、蠟黃、黑眼圈，或是眼皮腫脹沉重。

## 臉色黯沉

臉色黯沉的可能原因有角質代謝異常及臟腑疾病所造成。角質層是皮膚的最外層的老廢細胞層，它同城牆一般可以防禦環境中的細菌、微生物侵害皮膚，還像一層天然的保護傘，能夠避免皮膚受到紫外線的傷害，也可以減少皮膚表面水分的蒸發保持皮膚的溼度。

人體表皮的細胞以二十八天為生命周期，角質層從形成到自然剝落大約是二十八至四十二天。角質層過厚就是臉上覆蓋著一層由厚厚老皮所做成的面具，皮膚底下紅潤的血色無法透出，當然不可能有明亮健康的膚色。皮膚角質層無法正常代謝容易造成「乾性皮膚」，乾性皮膚的人角質功能異常，所以皮膚無法保持水分，導致皮膚乾燥、粗糙、黯沉，甚至因為過於乾燥產生搔癢，長期搔抓過度刺激皮膚，會有斑點的形成。

對於這種皮膚乾燥所造成的黯沉，可以多補充些「滋陰」的食材，「陰」指的是身體裡面的水狀的精華液，因此補陰的物質會帶有一些黏稠感，含有膠原蛋白，例如：黑木耳、白木耳、生山藥、秋葵、川七、蜂蜜、海參……等食材。

臉色黯沉還有另一個原因，是身體臟腑出現問題，疾病所造成的臉色黯沉，例如腎臟疾病，有個形容詞叫做「面目黧黑」，就是形容滿臉黯黑色，

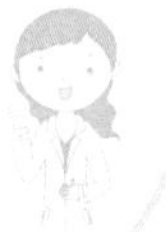

枯槁憔悴的樣子，長期洗腎的病患皮膚會有一種黃黑的感覺，這個就是臟腑功能異常導致的膚色黯沉。

## 滋潤美膚的食療

### 山藥

山藥味甘性平，能夠補肺脾腎三臟，具有補氣、養陰的功效，經常用於治療脾胃虛弱、食欲不振、體虛乏力。在《本草綱目》中記載山藥具有「潤皮毛」的功效，是因為山藥入肺，而「肺主皮毛」舉凡潤肺的食物，都具有使皮膚光澤充滿彈性的功效。

一般在中藥行購買的山藥是經過曬乾或烘乾，稱為「淮山藥」或「懷山藥」，兩者都產自中國大陸，是以產地不同做為區隔。淮山藥和一般買的新鮮生山藥在療效上略有不同，淮山藥專長於健脾去溼、止瀉止帶。對於脾胃功能虛弱、經常腹瀉、女性白帶多發的人食用淮山藥可以改善脾胃功能，去除體內溼氣以及改善白帶。

而新鮮的生山藥則產自本土或由日本進口，在功效上具有補陰、潤膚、生津液的功效，山藥含有女性荷爾蒙的前驅物質，特別適合臉色黯沉、皮膚乾燥缺乏光澤、女性荷爾蒙缺乏或更年期的女性食用。新鮮山藥切開時有黏稠的黏蛋白是有效成分，但是黏蛋白在經過烹煮後會失去活性，因此在補充山藥時可以用生食的方式更能達到滋陰的功效。

雖然說山藥在女性保養有許多優良的功效，但是各種食物還是要均衡攝取不宜偏廢，而且山藥也不是人人都適合拿來做美顏聖品，有些對於女性荷爾蒙疾病敏感的族群應該減少食用，例如：子宮肌瘤、子宮腺肌症、乳房纖維囊腫、乳癌等疾病患者，不宜長時間、大劑量的食用。

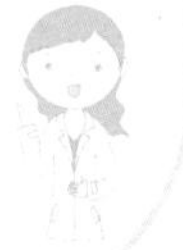

## 養生山藥麥飯

材料：新鮮日本山藥半枝、麥片一杯、糙米一杯、枸杞子一錢、柴魚醬油、少量芥末。

作法：1.麥片、糙米、枸杞子洗淨後，加入兩杯水用電鍋蒸熟。

2.新鮮山藥洗淨去皮，用磨泥器磨成泥狀，再加上柴魚醬油、一點芥末調味。

3.直接淋在熱騰騰的麥飯上，將山藥泥拌勻之後，即可取代白飯食用。

功效：健脾益氣，滋陰美膚。山藥麥飯是日本人平日食用的主食之一，麥片、糙米與山藥都是屬於五穀根莖類，比起白米，糙米與麥片所含有更多的維生素B群，因此能夠提高新陳代謝、增強活力、修復細胞，是優質的澱粉來源。加入枸杞子更具有補腎、明目的功效，是適合全家大小一起享用的主食。

## 玉竹山藥燉子排

材料：玉竹二十克、生山藥半條、子排半斤、枸杞子十五克、紅棗十二顆、生甘蔗七十克、黨參十五克、鹽少許。

做法：1.生山藥去皮切成塊備用。

2.子排切塊後汆燙之後備用。

3.將所有材料，放入三千cc的水中，待沸騰後，轉小火燉煮一小時即可。

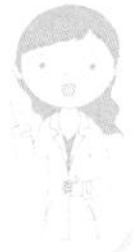

功　效：補氣養陰、潤燥美膚。玉竹是屬於百合科的植物，入肺胃經，和百合一樣，具有潤肺、養陰、生津的功效，因此玉竹是常用美膚、去斑。黨參補肺氣，肺氣足則身體強健，氣色紅潤。枸杞子補肝腎、強筋骨、潤肺明目。玉竹山藥燉子排，這一帖湯方沒有太強烈中藥氣味，加入生甘蔗、紅棗的甘甜，對於家中有小孩的小家庭也相當適合。

## 木耳

黑木耳經常生於桑木、檜木、柳木等各種朽樹上，顏色為褐色且質地柔軟，木耳經常做菜餚也可入藥。古人認為木耳的毒性和所生長的木質成分有關，木耳有小毒的記載有可能是誤食其他有毒菌類所造成的。

木耳具有涼血止血、潤肺益胃、補益氣血的功效。木耳富含植物膠質，透過潤肺的功效，能夠光澤皮膚，使皮膚有彈性。木耳所含的纖維素能夠促進排便，大便通暢則體內廢物清除乾淨，能減少青春痘、斑點、黯沉發生的機率。

### 涼拌雙耳

材　料：白木耳二十克、黑木耳二十克、核桃五顆、小黃瓜一根、鹽少許、和風沙拉醬適量。

作　法：1.白木耳、黑木耳泡軟還原，用熱水燙熟後，切成適口的大小。

2.小黃瓜用食鹽搓軟再用清水洗淨，斜切成薄片備用。

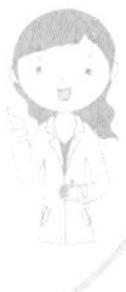

3. 核桃敲碎成顆粒狀備用。
4. 於碗中依序加入木耳、小黃瓜、核桃後，再加入和風沙拉醬調味即可食用。

功　效：木耳的鈣質含量是所有蕈類最高的，木耳含多種礦物質，具有平衡荷爾蒙防止老化的功效。核桃含有維生素E、B群，以及亞油酸能強化心臟血管功能，中醫觀點核桃是補腎藥，補腎能夠耳聰目明、延緩老化。小黃瓜富含維生素C與纖維素，具有淨化腸道與美膚淡斑的效果。

## 臉色蒼白

臉色蒼白不見得是皮膚白的人的專利，正常膚色是黃紅隱隱，蒼白的皮膚是因為缺乏血色看起來如同白紙一般無生氣，造成臉色蒼白的原因是血虛。我們之前有提過，血虛是指血液的功能變差，血虛的女性朋友除了臉色蒼白之外，也容易有頭暈、心悸、月經血減量少等症狀；血虛的治療方式就是要補血。

中醫婦科的方劑「四物湯」就是補血良方，四物湯確實是血虛女性的好朋友，不但能夠增加月經血量，還能夠使氣色紅潤。有些女性朋友習慣在月經後自行購買四物來飲用，但又發現喝了之後會有上火口乾、口破、便祕、失眠等症狀。中醫最講究的是「對症下藥」，雖然是個簡單的四物湯，但是比例可以針對個人的體質做出調整，處方如果沒有針對個人體質做加減，藥材中的比例拿捏不當就容易有上火的情況。

我們常喝的四物湯又稱為「熟四物」，組成的藥材：當歸、川芎、芍藥、熟地黃。對於容易上火的人可以將「熟」地黃改成「生」地黃，再搭配知母等其他中藥材做加減變化，成為加減「生四物」。

華人女性很習慣在月經後吃補，但並不是每個人的身體狀況都適合喝四物湯，尤其是有子宮肌瘤、子宮肌腺症的女性，都不建議長期的喝四物湯補血。血虛者除了四物湯之外，常見的深綠色、深紫色食物也有補血的效果，多食用菠菜、紅鳳菜、葡萄、櫻桃、桑椹、紅棗、羊肉、牛肉……等食物，也可以達到補血的功效。目前，坊間也有許多含有四物成分的飲品，但飲用時必須注意成分濃度，如果濃度不足也很難達到補血效果。

## 紅棗

紅棗味甘、性溫，能補中益氣，養血生津，而且具有調和百藥的功效，因此自古以來很多的中藥處方中都可以見到紅棗的蹤影。有位已逾不惑之年的女藝人每天早上空腹時，都喝含有黃耆、黨參、枸杞子、紅棗的中藥茶，並且經常食用紅棗包核桃的甜點，做為她駐顏有術的祕方，她非常引以為傲的是皮膚充滿光澤、吹彈可破。

紅棗對於皮膚的好處，在《本草備要》中就有記載，紅棗能「生津液、悅顏色、通九竅、助十二經、和百藥」，所以古人很早之前就發現紅棗具有美容的功效。紅棗為什麼能夠讓女人變漂亮？

中醫認為「棗為脾之果」，食用紅棗是藉由調理脾胃功能，達到補氣養

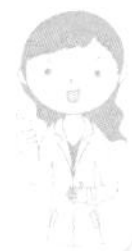

血的功效，食用紅棗能夠使女人的氣色變好，臉色變紅潤，這都是因為紅棗改善了腸胃功能，能夠幫助消化、促進營養吸收所得到的效果。但是因為紅棗非常甘甜，中醫認為「甘令人滿」，吃甜食比較容易造成脹氣、消化不良，經常胃脹氣、打嗝、排氣多的人比較不適合多吃紅棗，所以紅棗還是應該要適量服用。至於紅棗在烹煮時需不需要去籽，紅棗籽比較溫燥，對於熱性體質的人在食用時最好可以去籽，以免上火。

### 紅棗雞蛋湯

材　料：紅棗六十克、雞蛋一顆、紅糖適量。

做　法：1. 將紅棗清洗後放進五百cc的滾水中文火煮三十分鐘。

2. 在起鍋前加入紅糖調味，再將雞蛋打入，等待雞蛋熟後即可食用。

功　效：紅棗雞蛋湯是民間的食療方，過去經常用於女性產後補養氣血的食補，對於體質虛弱、營養不良、貧血、臉色萎黃的人，也可以當成平日保養的甜點經常食用。

## 龍眼肉

龍眼肉又稱「桂圓」，是屬於食療常用的補益氣血中藥，龍眼肉歸心經、脾經，能夠補心益脾、養心補血、養血安神，經常用治療於思慮過度、氣血不足造成的的心悸、失眠、健忘等症狀，尤其對於疲勞、情緒壓力所造成的緊張心悸，單用龍眼肉一到二兩煮湯服用，就可以達到安神的效果。

龍眼肉也具有補氣血的功效，過去產婦如果臨產之時倦怠乏力，或者生產之後體虛浮腫，都會用龍眼肉燉雞蛋給產婦服用。龍眼肉的性味為甘溫，

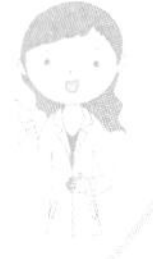

對於體質偏燥熱、口乾、口破、便祕、失眠的人，經常服用之後反而容易上火，因此，即便是常見的食材，用於不適合的體質也會造成人體的偏性，產生不舒服的狀況。龍眼肉比較適合血虛手腳冰冷、老人、大病久病之人、產後氣血不足者。

### 玉靈膏

做　法：古方「玉靈膏」又稱為「代參膏」。是將龍眼肉打碎，與西洋參以十比一的比例蒸熟之後，放入玻璃罐中保存，每次取一湯匙用少量溫水稀釋後服用；玉靈膏大補氣血的功效，可以取代人參，所以又稱為「代參膏」。

功　效：西洋參是補氣常用的中藥，具有補氣養陰的功效，但是它味甘性微苦寒，原本適合氣虛有火之人。在「玉靈膏」中西洋參與桂圓搭配，一寒一溫的藥性調和，使得「玉靈膏」溫和且具有大補氣血的功效，適合一般體質、貧血、面色蒼白、皮膚乾枯、身弱乏力、容易感冒的人以及老人服用。

但是火氣大、燥熱體質者則不適合大量長期食用。

## 桑椹

桑樹除了是經濟作物之外，也經常入藥；桑樹可以說一身是寶，從桑葉、桑枝、桑白皮、桑椹都可以入藥而且各具不同的功效。桑椹是桑樹所結的果實，桑椹曬乾之後可以入中藥，性味甘酸微寒，入心肝腎經，具有養陰補血、補益肝腎、生津潤腸的功效。

在《本草綱目》中對桑椹的記載：「**止消渴、利五臟關節、通血氣、**

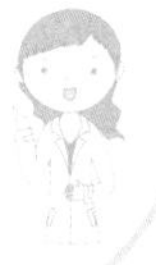

久服不飢、安魂鎮神、變白不老。」《本草備要》則說：「色黑入腎而補水……聰耳明目，生津止渴……利水消腫，解酒烏髭。」認為桑樹的精華都在桑椹之中。桑椹中含有豐富的維生素B1、B2、C及鐵，這些成分與造血有關，因此桑椹可以說是補血的好食品。

桑椹可以改善因為陰血不足造成的失眠、耳鳴、眩暈、鬚髮早白、口乾舌燥、腸道水分不足造成的便祕、眼部乾燥、視力減退……等問題。但是桑椹因為性味微寒，脾胃虛寒容易腹瀉者不宜食用。

**桑椹酒**

材　料：新鮮桑椹一斤、白酒二斤。

做　法：1. 將新鮮桑椹洗淨後瀝乾水分，靜置在通風處一天。

2. 將桑椹放在乾淨的玻璃罐之中，加入白酒密封放置一個月，就成為具有補血通經功效的桑椹酒。製作桑椹酒最好選擇純釀造的酒，效果會更佳。

### 桑椹膏（適合不飲酒的人）

材　料：新鮮桑椹二斤、蜂蜜半斤。

做　法：1. 將新鮮的桑椹壓碎後煎煮攪拌至沸騰，取出桑椹的汁液用小火慢慢濃縮到黏稠狀。

2. 加入新鮮的蜂蜜再度煮沸之後就可以關火了。

3. 等到桑椹膏冷卻之後，將桑椹膏放至在廣口玻璃罐之中，每一次要服用時取一茶匙用溫水沖服。每天可以服用二至三次。

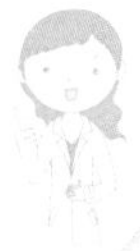

## 阿膠

華人圈近年吹起一陣宮廷劇的旋風，原本大家很陌生的「阿膠」突然成為高貴滋補聖品的代名詞，到底什麼是「阿膠」？其實，阿膠是去毛的黑驢皮經過反覆煎煮熬製成的動物膠，最後凝結成為塊狀，在山東省的東阿縣有口井水稱為「阿泉井」，用此井所煮出來的膠質品質最好，所以稱為「阿膠」。

阿膠性味甘平，歸肺、肝、腎經，能夠滋陰、潤肺、補血、止血、安胎。因此，在《神農本草經》稱阿膠為補血藥之聖品。阿膠中富含有蛋白質，水解之後有多種胺基酸的成分，也富含鉀、鈣、鐵、鎂、鋅等多種微量元素，能夠促進紅血球以及血紅蛋白的增加改善造血功能，具有補血的功效。因為古法提煉費工耗時，所以阿膠在古時候是珍貴的補血藥材，但是現今以機械取代人工的製程，阿膠的價格不再是高不可攀。

阿膠的服用方法和一般藥物不同，因為阿膠是屬於膠質黏性強，如果和其他中藥材一起煎煮，阿膠會黏附在藥材上，最後和藥渣一同丟棄，使得療效大打折扣，因此在服用阿膠時會先將其他的藥材煮好取出藥汁，再加入阿膠慢慢融化，這個服法稱為「烊化」。阿膠因為性質黏膩，對於脾胃虛弱、消化不良、大便稀薄、嘔吐腹瀉的人不宜大量食用。

## 阿膠燉核桃

材料：阿膠二兩、核桃四兩、黑芝麻二兩、紅棗八顆、冰糖適量。

做法：1.先將阿膠塊用冷水浸泡二小時，使阿膠塊軟化，切成薄片備用。

2.黑芝麻洗淨後，在炒鍋中炒至香味出現後備用。

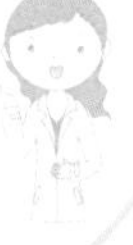

3. 將核桃、紅棗洗淨，與黑芝麻、阿膠一同放在燉鍋裡，加入適量清水，用文火燉煮四小時。
4. 最後加入冰糖調味即可食用。

## 葡萄

葡萄被人類栽種以及食用已經有數千年的歷史，早在古埃及的遺跡中就發現有葡萄的種子。據傳葡萄在張騫通西域時傳入中國，並且開始栽種食用。在《神農本草經》記載葡萄功效：「治筋骨溼痺，益氣，倍力強志，令人肥健，耐飢，忍風寒。久食，輕身不老延年。」可見古人對於葡萄的療效有高度的肯定。

葡萄營養價值很高，適合各種體質食用。它富含鎂，可以幫助腸道蠕動促進排便淨化腸道，但是容易腹瀉者不宜多食。深色的葡萄含有較多的鐵質，鐵質是造血所需的原料，所以葡萄具有補血的功能。葡萄曬乾後的葡萄乾是小兒、孕婦、老人、體弱貧血者非常好的零嘴。

除此之外，葡萄已經被證實是很好的防癌食物，葡萄中所含的白藜蘆醇具有防癌與抗癌的功效。而葡萄籽中的原花青素是相當好的抗氧化成分，它抗氧化的功效比起維生素C、維生素E更為優越。食用葡萄時，通常只吃果肉而將果皮與葡萄籽捨棄，但是葡萄的營養成分卻多含在果皮與種子之中，可以利用蔬果調理機或者慢磨機將整顆葡萄打成果汁，營養吸收會更完全。

而葡萄除了直接食用之外，也被當作釀成葡萄酒，人體實驗發現適量飲用紅酒的確能夠增加血管的修復能力及彈性，因此能預防動脈硬化。雖然紅葡萄酒對於心血管的好處多多，但是飲酒仍然應適量，每天飲用紅酒的量應該在二百五十cc以下。

## 葡萄蘿蔔汁

材　料：葡萄二百克、胡蘿蔔二百克、檸檬四分之一個、蜂蜜適量。

做　法：將葡萄洗淨、胡蘿蔔洗淨去皮備用，將葡萄與胡蘿蔔放入食物調理機中打碎，濾去殘渣後擠入檸檬，加入少量蜂蜜調味即可食用。

功　效：胡蘿蔔富含維生素A及胡蘿蔔素，因為它的營養價值高又稱為「小人參」或「葉人參」。胡蘿蔔的性味甘平，能夠滋補五臟、清熱解毒、保肝明目、補腎強精，具有補氣、明目、潤膚、美顏等功用。葡萄與紅蘿蔔的性味都屬平和，適合各種體質的人食用，葡萄蘿蔔汁富含鐵質以及維生素，能改善貧血、虛弱的狀況。對於不喜歡胡蘿蔔味道的人，可以加入檸檬與蜂蜜做為調味。

## 氣血不足，臉色蠟黃

很多人都以為長期貧血的人臉色應該是「慘白」，其實長期貧血皮膚會出現一種「蠟黃」顏色，中醫稱為「萎黃」，有經驗的醫師一眼就可以看得出來。

貧血的原因除了缺鐵性貧血、地中海型貧血……等已知原因所造成的貧血，如果每個月月經血量過多也會造成貧血，我有許多子宮肌瘤造成月經出血量大造成貧血的病患，也會出現這種膚色「蠟黃」的表現。

在中醫的五行觀念中，五臟對應五色，而五臟「肝、心、脾、肺、腎」對應五色「青、赤、黃、白、黑」，「脾」是掌管消化與吸收的功能，「脾」之色為黃色，因此當腸胃功能失調，就會出現蠟黃的「病色」。

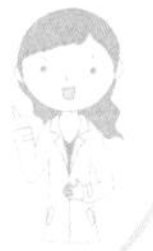

如果是腸胃有熱，腹中如有一團火球把吃進的食物都燃燒掉了，食物吸收功能不佳造成的臉色泛黃，這種人大多體瘦如柴，也就是俗稱的「面黃肌瘦」。如果是因為脾胃氣虛，腸胃消化吸收不良，導致長期的缺鐵性貧血，也會有皮膚出現淺淺淡淡的黃色稱為「萎黃」的情況。

## 臉色蠟黃還有其他原因

很多人認為皮膚發黃是肝臟功能出現問題，當肝臟功能出現問題，身體最先會出現黃色的部位不是皮膚而是眼白，如果先從眼白開始發黃，接著皮膚開始發黃，而且皮膚的黃色不是淡淡的黃而是很鮮明的橘子黃色（中醫稱為陽黃），或是帶著如黑煙熏過的黃色（中醫稱為陰黃），加上有橘子色的小便，就要注意是肝膽功能出現問題的「黃疸症」。

曾經有一位病患因為皮膚泛黃而來求診，她張開手掌問我：「醫師，為什麼我的皮膚發黃，而且手掌特別黃？」詢問病患的飲食習慣，原來她為了追求健康養生，聽說南瓜對身體很好，幾乎天天都吃南瓜。

為什麼吃南瓜會讓皮膚發黃？有一種稱為「胡蘿蔔素血症」及「茄紅素血症」的狀況，就是吃下大量含有胡蘿蔔素或茄紅素的食物，會造成這些物質在體內過度堆積，會讓皮膚變色。胡蘿蔔素血症會讓皮膚變黃；茄紅素血症則會讓皮膚變成深橘色，皮膚變色以手掌以及下肢處最明顯。和肝功能異常造成的「黃疸症」最大的不同，就是「黃疸症」最初發生在眼白處，而胡蘿蔔素血症及茄紅素血症只會使皮膚發黃不會讓眼白發黃。

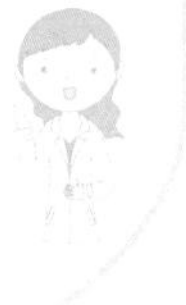

含有胡蘿蔔素的食物除了大家所熟知的胡蘿蔔，還有：地瓜、南瓜、木瓜、柑橘類；茄紅素則是番茄中含量最多，在西瓜、葡萄柚中也含有茄紅素。一旦發生這個狀況，只要站時停止服用這些食物，經過一至三個月的時間身體會自行代謝掉，不用太過擔心，由此可見，即便是好的食物也不能過度食用。「過猶不及」均衡的飲食才符合中醫的養生之道。

## 每天都是熊貓眼！

在診間也很常遇到的一個狀況，是病患指著自己的黑眼圈問：「羅醫師，我聽說黑眼圈是腎虛造成的，我應該要補腎嗎？」

其實，會發生黑眼圈的原因不單單只有腎虛，還有很多其他的原因。現在有不少小朋友都有黑眼圈的情形，小朋友是純陽之體很少有腎虛的狀況，主要造成小兒熊貓眼最常見的原因是過敏性鼻炎。肺主氣、司呼吸，因此鼻過敏在中醫屬於「肺氣失宣」，長期鼻過敏的人鼻腔腫脹，導致鼻周血液循環受阻，造成眼睛腫脹、眼周血液循環不佳導致黑眼圈。因此，對於鼻過敏所造成的黑眼圈，必須針對鼻過敏調節肺氣，才能夠改善黑眼圈。有鼻過敏的人在飲食方面要盡量避免冰品、冷飲、生食及寒性的瓜果類食物，例如：西瓜、奇異果、火龍果……等。

黑眼圈另一個發生的原因是因為長期熬夜、用眼過度、失眠……等原因，過度耗損肝氣，導致肝的疏泄功能失調產生「肝氣鬱結」，肝又開竅於目，「肝氣鬱結」影響眼周血液循環造成「血瘀」，因此造成眼周的血液循環不佳，產生青黑色的黑眼圈。這種黑眼圈要改善的方法無他，必須要徹底

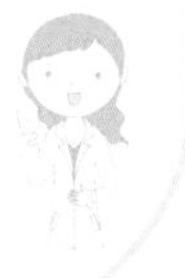

改善生活作息不要熬夜、減少使用電腦、智慧型手機的時間，並且適度的做眼周穴道按摩及熱敷。

還有一些原因會造成血瘀，例如：慢性結膜炎、眼周皮膚過敏及溼疹的人經常會因為搔癢不適而抓搔眼周皮膚。除此之外，女性若習慣眼妝濃厚，但卸妝時又很粗魯用力的摩擦眼皮或卸妝不徹底，長期下來這些慢性的摩擦刺激也很容易導致眼周產生「血瘀」，造成黑褐色的黑眼圈。這種黑眼圈的改善方式最主要是要處理發生的源頭，沒有治療根源只是一昧的使用淡化黑眼圈的眼霜也只是治標不治本。

而真正腎虛所造成的黑眼圈比起前面三種反而較少見，腎虛的原因多為長期過勞或縱欲過度，除了有性欲低下、月經失調、不孕……等狀況，還有手腳冰冷、腰痠腳痛的情形。嚴重腎虛型的黑眼圈，除了有目眶黧黑，還伴隨著眼眶下陷的狀況，這種狀況表示危症與重症。

中醫認為五臟對應五色，腎所對應的顏色就是黑色，因此有「色黑入腎」之說，補腎的食物顏色大多是顏色深暗的常見的有：黑豆、黑芝麻、黑棗、紫米、黑木耳、海參……等食物，其他補腎食物包括：栗子、核桃、松子、韭菜、枸杞子……等，適量的食用具有補腎養精的功效。

## 黑糯米

黑糯米俗稱「紫米」，味甘性平，具有養陰補虛、健脾和胃、補腎健腦、活血去瘀的功效，古人認為紫米對於具有黏性而且具有活血去瘀的功效，對於骨折病患的術後修復有幫助，因此又稱之為「接骨糯」；也經常用於貧血及婦女產後調補身體。

中醫認為「色黑入腎」顏色較深且黑的食物，通常含有較高的補性。紫米所含的蛋白質、胺基酸比起白米更高，而且紫米含有鈣、鐵、鋅、鉀、鎂

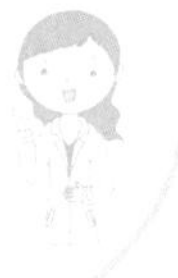

等多種微量元素，營養價值更高。因為紫米專長於滋陰補腎，所以特別適合女性朋友食用。

紫糯米和糯米一樣，因為具有黏性而且不易煮爛的特性，消化功能不佳的人通常吃完紫米會有腸胃不適的情況，為了避免這種狀況發生建議不要吃純的紫米，可以將紫米與其他五穀類（例如白米、麥片等），以一比三的比例混合烹煮，這樣既可以攝取到紫米的營養成分，也可以減少腸胃不適的情況發生。紫米不易煮爛因此在烹煮最好先用清水浸泡一個小時。

### 紫米粥

材　料：紫米一百克、燕麥三百克、紅棗十枚、枸杞子十克、蓮子三十克、核桃三十克、冰糖適量。

做　法：1.將所有食材洗淨、紫米與蓮子用清水浸泡一個小時。

2. 將食材放置於電鍋內鍋之中，加入二千五百cc的清水，在外鍋加入三碗水。

3. 紫米粥煮好之後，加入適量冰糖調味即可食用。

**功　效：**紫米粥中紫米、燕麥補氣補血，枸杞子與核桃具有補腎強精的功效，而核桃也是長壽健康的食物之一。蓮子具有養心安神、益腎固精的功效。紫米粥適合氣血不足、腎氣虛弱，有月經紊亂、內分泌功能失調，而且經常腰痠腳無力的人當作日常保養的藥膳。

## 眼皮腫脹

眼皮如果總是腫脹沉重，不但看起來睡不飽沒精神，還有可能是身體健

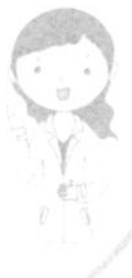

康出現問題。眼睛也有所謂的「目五輪」，眼睛的內角、外角是血絡屬心（血輪），眼白處屬肺（氣輪），虹膜黑精處屬肝（風輪），瞳孔屬腎（水輪），上下眼皮屬脾（肉輪）。

中醫的脾和水分代謝有關，所謂「脾虛水腫」。除了會身體腫脹沉重四肢無力，還有眼皮腫脹也會特別明顯，消除脾虛水腫的好方法就是健脾去溼，傳統的「四神湯」：山藥、芡實、蓮子、茯苓，就是健脾去溼的好方子。茯苓是植物的根部口感粗糙、適口性不佳，因此，目前市售的四神湯多以同樣具有消水腫功效的薏苡仁取代茯苓。值得注意的是，薏苡仁在古書中有記載具有下氣、利水、滑胎的作用，在醫學上的動物實驗中，有興奮子宮的功效，雖然很多孕婦懷孕期都會有妊娠水腫的情況，但是孕婦最好避免食用薏苡仁。

# 第四章

## 順著生理周期瘦身

減重塑身是現代女性一直在追求的目標，但是每個人的體質各有不同；適不適合減重、該用哪種方式塑身，這都是有訣竅的。先了解自己是否真的過重，再順著生理周期，搭配運動和飲食，才是最快最好的瘦身方法。

體重與身型美觀與否是非常主觀而且具有「流行性」的，會依據不同時間、地點、風俗民情有認知差異。從歷史的角度切入，唐朝的審美觀認為豐腴的女人最有魅力且生育能力強，楊貴妃就是大尺碼美女的代表人物；而漢代卻是完全不同，「楚王好細腰、漢宮多餓死」最具代表的人物趙飛燕，據說身輕如燕、能在掌上跳舞，以現代的說法就是不折不扣的「紙片人」。

即便是現代，對於女性體型的審美觀念還是因地域不同而有差異，美國人偏好有點肌肉的健康美、亞洲人特別喜愛追求纖瘦的體型、非洲目前還是有些地區「以胖為美」，認為肥胖的女人是富裕的象徵。

## 我需要減重嗎？

既然體重與身型是非常主觀的，如果對自己胖胖的身材非常滿意，那麼還需要減重嗎？雖然說身型美不美並非絕對，但是過胖對於健康不利是無庸置疑的。因此，是否需要減重可以從幾個客觀的指標做觀察。

## 標準體重的計算方法

標準體重的計算方式相當簡單，只需要知道身高，就能推估出標準體重的範圍。但是標準體重只有考慮到身高與其相對應的體重，並不能反映身體脂肪的分佈狀態，

**世界衛生組織（WHO）公布標準體重之計算方法**

男性：（身高 cm － 80）×0.7 ＝標準體重

女性：（身高 cm － 70）×0.6 ＝標準體重

標準體重正負 10％ 為正常體重

標準體重正負 10％ 至 20% 為體重過重或過輕

標準體重正負 20％ 以上為肥胖或體重不足

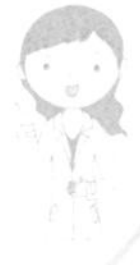

或是脂肪所佔的比例，因此目前標準體重在用於評估肥胖的參考價值較低，不過正常人的體重還是應該必須落在標準的體重範圍之內。

## 身體質量指數（Body Mass Index，BMI）

身體質量指數適用來評估是否肥胖的指標之一，是用體重與身高的比例，來評估是否有過瘦或者肥胖的傾向。在某些情況之下，用ＢＭＩ來評估肥胖並不適合，例如未滿十八歲正在發育中的青少年、懷孕及哺乳中的婦女、老人家和肌肉發達的運動員，都不適用。

對於女性朋友而言，ＢＭＩ過低或過高，都會影響到受孕的機率，所以太胖對健康不利，過分追求「紙片人」的身材反而更傷身。

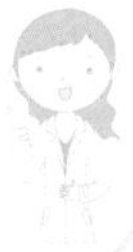

BMI ＝體重（公斤）÷ 身高（公尺）$^{2}$

以成年女性為例：

體重 55 公斤

身高 167 公分 =1.67 公尺

BMI ＝ 55÷（1.67×1.67）=19.72

### 成人的體重分級與標準

| | |
|---|---|
| 消 瘦 症 | BMI ＜ 16 |
| 體重過輕 | BMI ＜ 18.5 |
| 正常範圍 | 18.5 ≦ BMI ＜ 24（22 最好） |
| 過　重 | 24 ≦ BMI ＜ 27 |
| 輕度肥胖 | 27 ≦ BMI ＜ 30 |
| 中度肥胖 | 30 ≦ BMI ＜ 35 |
| 重度肥胖 | BMI ≧ 35 |

## 腰腹肥胖

雖然有身體質量指數可以評估肥胖的程度，但是還是不能完全反映身體狀況，因為身體質量指數是人體身高與體重的比例，卻不能完整的描述全身脂肪的分佈情況，所以腰圍的測量就是一個很簡便評估腹部脂肪的方式。

量腰圍的正確部位是在肋骨下方、骨盆腔上方的中間部位，受測者輕鬆站立，雙手自然下垂，注意皮尺與地面保持水平，緊貼皮膚但不擠壓皮膚，受測者維持正常呼吸，吐氣結束時量腰圍比較準確。

所謂腰腹肥胖就是常說的「蘋果型」身材，尤其更年期後的女性因為雌激素變少，特別容易在腹部臀積脂肪。

**亞洲人腹部肥胖的指標**

女性腰圍＞ 80 公分屬於腹部肥胖

男性腰圍＞ 90 公分屬於腹部肥胖

為什麼腰腹部肥胖者一定要減重？腰圍過粗代表腹腔內的內臟脂肪堆積，過量的腹部脂肪會分泌發炎因子使血管硬化，進一步造成高血壓、心血管疾病的發生，腰腹肥胖也會影響血糖的代謝，大幅增加罹患糖尿病的機率。

## 體脂肪

體脂機是如何測量身體的體脂肪？體脂機上有金屬製用來導電的電阻片，利用微小的電流通過身上利用生物電阻測量法，藉由測量人體的電阻來推測脂肪在身體中所佔的百分率。所以體脂肪所測量出來的並非重量而是百分比。體脂肪的比率會隨著年齡越大體脂肪率會較高，所以不同年齡層的標指體脂肪比率也有不同。

何謂「隱形肥胖」？是指理想體重在正常範圍內，但內臟脂肪比率偏

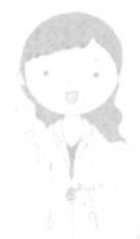

# 體脂肪率

・男性

<table>
<tr><th>年齡</th><th>正常偏瘦</th><th>正常</th><th>過重</th><th>肥胖</th><th>中度肥胖</th><th>重度肥胖</th></tr>
<tr><td><19 歲</td><td>8.1~13.0</td><td>13.1~19</td><td>19.1~24</td><td>24.1~30.0</td><td rowspan="2">30.1~40.0</td><td rowspan="5">>40.0</td></tr>
<tr><td>20~29 歲</td><td>10.1~15.0</td><td>15.1~21.0</td><td>21.1~26.0</td><td>26.1~30.0</td></tr>
<tr><td>30~39 歲</td><td>12.1~17.0</td><td>17.1~23.0</td><td>23.1~28.0</td><td>28.1~35.0</td><td rowspan="3">35.1~40.0</td></tr>
<tr><td>40~49 歲</td><td>14.1~19.0</td><td>19.1~25.0</td><td>25.1~30.0</td><td>30.1~35.0</td></tr>
<tr><td>>50 歲</td><td>17.1~22.0</td><td>22.1~28.0</td><td>28.1~33.0</td><td>33.1~35.0</td></tr>
</table>

・女性

<table>
<tr><th>年齡</th><th>正常偏瘦</th><th>正常</th><th>過重</th><th>肥胖</th><th>中度肥胖</th><th>重度肥胖</th></tr>
<tr><td><19 歲</td><td>10.1~15.0</td><td>15.1~21.0</td><td>21.1~26.0</td><td>26.1~33.0</td><td rowspan="2">33.1~40.0</td><td rowspan="5">>40.0</td></tr>
<tr><td>20~29 歲</td><td>12.1~17.0</td><td>17.1~23.0</td><td>23.1~28.0</td><td>28.1~33.0</td></tr>
<tr><td>30~39 歲</td><td>14.1~19.1</td><td>19.1~25.0</td><td>25.1~30.0</td><td>30.1~35.0</td><td rowspan="3">35.1~40.4</td></tr>
<tr><td>40~49 歲</td><td>16.1~21.0</td><td>21.1~27.0</td><td>27.1~32.0</td><td>32.1~35.0</td></tr>
<tr><td>>50 歲</td><td>18.1~23.0</td><td>23.1~29.0</td><td>29.1~34.0</td><td>34.1~35.0</td></tr>
</table>

高，通常是因為不正常的飲食以及生活型態所引起，這種內臟肥胖型的人大多四肢纖瘦但是腹部較大，但是有些人身材卻十分標準，因此「隱形肥胖」是潛在的肥胖很容易被一般人忽略。「隱形肥胖」尤其常見於女性朋友，最主要的原因是女性朋友大多喜歡吃蛋糕、巧克力這一類的甜食，平常又不喜歡運動，所以會造成肌肉比例偏低，皮下以及內臟脂肪偏高，還有些女生明明很瘦卻有膽固醇、三酸甘油脂過高的問題。

一般基本的體脂機所推算出的是皮下脂肪的百分比，有些進階的機種還可以推算出內臟脂肪的比例，但是只要皮下脂肪超標就要注意了，因為皮下脂肪和內臟脂肪息息相關，因此即便體重正常，皮下脂肪過高你很有可能也是「隱形肥胖」一族。

無論妳是用以上的哪一種測量方式來評估，只要有一個評估方式是「肥胖」，那就要注意囉！妳應該開始著手控制飲食與體重了。

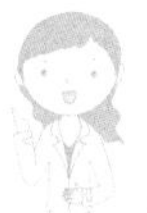

## 減重的難關

肥胖的人口中有九成的比例是屬於「原發性肥胖」，就是單純因為「吃太多、動太少」，導致體重與脂肪失控；另外一成的人則是因為疾病造成的肥胖，稱為「繼發性肥胖」，例如：糖尿病、多囊性卵巢、甲狀腺功能低下……等，都是常見的病因，這類疾病所造成的肥胖必須從源頭——導致肥胖的病因著手治療，單純減重通常效果不佳。

「原發性肥胖」則需要靠飲食與運動的配合；大家都知道要減重一定要「少吃多動」，但是少吃並不是要挨餓，而是要正確飲食，吃對健康的食物，並且搭配運動提高新陳代謝。一般而言，自行用飲食和運動控制體重，正常體重下降幅度，大約是一周瘦〇．五公斤。如果是水腫嚴重的人可能第一周體重，甚至會減輕三到五公斤，但是這只是短時間的水分消除，之後減重速度還是會回歸正常，所以減重絕對沒有每周都能瘦好幾公斤。

坊間很多保健食品標榜不用節食、不用運動一周就可以瘦好幾公斤，最後都被踢爆是做假或摻有西藥。減重一定要改變飲食與作息而且並非一蹴可及，試想如果只要服用保健食品就能瘦身，那麼這個世界上就不會有胖子了。

減重的新觀念是除了追求體重的下降，更要強調脂肪的下降。如果只是節食減重，那麼下降的體重代表失去肌肉及脂肪。如果節食之外，還增加了運動，那麼減輕的重量，將會以脂肪為主，因為運動會留住肌肉，且會提高新陳代謝率，並幫助燃燒更多熱量。

減重如果只是減輕水分、肌肉的「重量」，而沒有把「脂肪」降到正常的範圍，大約有八成的人即便瘦下來，還是會復胖，而且復胖後體脂肪會更高，這就是所謂的「溜溜球效應」，導致下次再減重時一次比一次更難瘦下來。要記得減重必須持之以恆的控制飲食及運動，沒有所謂的捷徑。

# 月經瘦身

月經周期是女性所特有的，荷爾蒙的波動都不停的支配著女生每天的身體狀況，讓女生有的時候心情開朗愉快、有的時候暴躁易怒、有的時候體型纖細、有的時候體態臃腫，也因此女性的身體變化比起男性要更複雜多了。

女性的月經周期在醫學上可以分為月經期、濾泡期、排卵期與黃體期四期，這四個循環周而復始。女性的體重變化也會隨著月經周期有所不同，所以有「月經周期減重法」根據女性生理變化的狀況，可以將月經周期二十八天分成月經期、月經後期、排卵後期及月經前期四個階段，每個階段為七天，每個時期的身體狀況不同，因此想要瘦身的女性在減重時搭配月經周期調理，不但月經順暢，減重的效果更會事半功倍！

## 月經周期體溫曲線圖

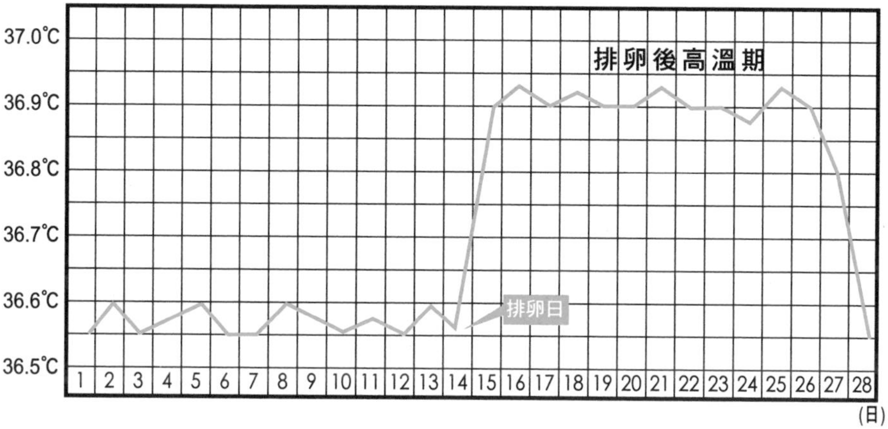
37.0℃
36.9℃
36.8℃
36.7℃
36.6℃
36.5℃
排卵後高溫期
排卵日
1 2 3 4 5 6 7 8 9 10 11 12 13 14 15 16 17 18 19 20 21 22 23 24 25 26 27 28
(日)

## 第一期——月經期（瘦身停滯期，以消除水腫為目標）

### 時間

月經來潮的一至七天。

### 生理狀況

子宮內膜開始剝落、經血及內膜從陰道排出。月經期因為體內黃體素的濃度還沒有完全消退，通常還是會有下腹悶脹及水腫的情況，而且也容易情緒不穩定，特別容易飢餓、想吃甜食。隨著生理期漸漸接近尾聲，水腫和各種不適的情況，也會跟著改善。

## 中醫理論

月經排血的期間，中醫稱為「瀉」，代表將子宮內應排出的經血排淨，並且在下個月經周期再生新血。如果瘀血未排淨則會影響身體代謝，月經排血不暢，常見的症狀是子宮收縮疼痛感加重、月經量明顯的減少，月經排血不暢即便是月經結束後身體仍然會處在水腫狀態，體重也不容易下降。

月經剛來的幾天因為「瀉」的功能剛開始，因此體重下降不明顯，通常要到月經快結束時才能看見瘦身效果，因此稱為瘦身的停滯期。

## 飲食計畫

多吃消腫、活血、幫助子宮收縮的食材。月經期間子宮在執行「瀉」的功能，因此注重經血的排出。可以適量補充具有消腫、活血功效的食材，例如：黑豆、紅豆、紅鳳菜……等。

至於烹調的手法，生薑具有利水消腫的功效，因此烹調食物時可以適量加入生薑作為調味。而麻油能夠幫助子宮收縮，雖然麻油熱量高，但是在月經快結束之時少量，用麻油炒紅鳳菜或者一小份麻油豬肝是可以的。

## 瘦身運動

生理期並非完全不能運動，適度的運動有助於經血排出。月經期間可以選擇散步、踩腳踏車等輕量的運動；做瑜伽、皮拉提斯、拉筋也是不錯的選擇，運動中必須避免倒立動作。

月經期不可以都躺著或坐著不動，中醫有「五勞所傷，久視傷血，久臥傷氣，久坐傷肉，久立傷骨，久行傷筋」的說法；「久臥傷氣」是指久坐不動容易使周身氣血運行緩慢，反而不利經血排出。但是要注意月經期運動如果有流汗要立即擦乾並且避免流汗後吹風，冬天外出運動一定要注意頭部保暖。

### 運動計畫

月經來第一天到第三天：經血量大，好好休息。

月經來第四天到第七天：雖然仍有月經但是精神體力已經恢復了，可以間隔一天做一次運動，每次散步或騎腳踏車三十分鐘，或者睡前在床上做伸展運動。

## 瘦身茶飲

### 紅豆水

材　料：紅豆一百克、水一千cc。

做　法：1.紅豆不泡，用清水洗淨備用。

2.將一千cc水煮滾後，將紅豆放入，待再度沸騰後關火，蓋

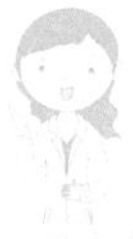

鍋蓋燜二十至三十分鐘。

3. 過濾掉紅豆，將紅豆水當開水喝。

**功　效：**利水消腫。中藥材中有一味「赤小豆」具有利水、解毒、消腫的功效，很多人以為赤小豆就是紅豆，其實不然，赤小豆與紅豆都屬於豆科植物，赤小豆又稱紅飯豆、赤豆，形狀比紅豆更細長一些。

以療效而言，兩者都具有利水消腫的功效，但赤小豆的療效優於紅豆，因此入藥會選擇赤小豆，而食療會選用紅豆。煮紅豆水要注意不要將紅豆煮破，才能煮出真正有效的紅豆水。而煮剩下的紅豆還可以再利用，煮成紅豆湯給家人食用，一物兩用。

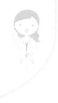

## 第二期——月經結束期（減重黃金期，以打擊脂肪為目標）

### 時間

月經結束後到排卵之前，大約是月經來潮後的第七至十四天左右。

### 中醫理論

月經期結束之後，子宮「瀉」的功能結束了，身體裡的瘀血與廢物都排除殆盡，如同一個裝滿汙水的杯子將汙水倒掉後，才能加入新鮮乾淨的清水，這時子宮要開始「藏」，也就是要調血補氣準備進入下一個月經周期。

這時，如果身體調養得宜，整個人的身體精神狀況會是一整個月經周期最佳的時候，因此也是減重的黃金期。在月經來潮之後到排卵之前在月經周期的陰陽轉化是屬於「陰」，血屬於陰，因此以補陰補血為主。

## 飲食計畫

以養血、養陰為主。由於月經期經血排出，血海空虛，月經結束期可以多吃具有補血、補鐵功能的食材，牡蠣、豬肝、牛肉、羊肉、葡萄乾、櫻桃都具有補血的功效，在沒有婦科腫瘤的前提之下，四物湯也是補血補鐵的好藥方。

除了養陰血之外，這個時期精神體力俱佳且不易水腫，因此也是代謝體脂肪的好時機，可以多攝取水分，如果能夠喝下五百cc的白開水，新陳代謝的速度可以提高三十%，尤其在三餐前三十分鐘喝水，可以幫助腸胃蠕動幫助排便。

### 瘦身運動

這個時候體內的水腫消退，新陳代謝也提高，因此可以加強運動強度，一周維持三次的運動頻率，每次持續一小時。這一小時的運動應該包括四個步驟：

**1十分鐘的暖身運動**

暖身運動的目的是避免在運動時發生運動傷害，因此在這十分鐘內，必須有五分鐘關節暖身和五分鐘運動暖身。關節暖身就是要活動全身的大小關節，讓身體充分的放鬆，運動暖身可以選擇原地踏步、快走等輕鬆的運動，讓即將活動的肌肉先溫暖起來。

**2十五分鐘的無氧運動**

無氧運動的目的主要是要強化肌肉，因為肌肉是身體燃燒熱量的工廠，肌肉的比例越高，代表燃燒脂肪的工廠越大，消耗熱量的速度就越快。

無氧運動如果在健身房裡就是要做「重量訓練」，手臂有蝴蝶袖的人可以加強舉啞鈴運動，小腹婆則可以多做仰臥起坐，如果是西洋梨型的身材或臀部下垂的人，可以選擇蹲馬步來鍛鍊臀腿的肌肉群來雕塑S身型。尤其是減重遇到停滯期時更要加強無氧運動來帶動熱量燃燒。

**3三十分鐘的有氧運動**

有氧運動能夠消耗身體的熱量與脂肪，但是很多人運動卻沒有明顯的變瘦，最主要的原因是運動的時間不足，有氧運動開始的第二十分鐘才會消耗到脂肪，如果只運動二十分鐘消耗的只是熱量，因此要「消脂」，有氧運動要持續三十分鐘以上，包括：快走、慢跑、舞蹈有氧、拳擊有氧、飛輪……等有氧運動都很適合。

**4五分鐘的舒展與拉筋與按摩**

運動後的舒展與拉筋是非常重要的，很多女生擔心運動減肥會變成「金剛芭比」，健美先生其實要練出大塊肌群，還要特別補充高濃度的蛋白質，女生適度的重量訓練只會修飾線條，並不會變成健美小姐。

還有女生怕運動後會長出蘿蔔腿，運動後肌後比例增加，小腿自然會比較緊實，但是只要搭配拉筋、伸展、按摩，不會讓小腿肌肉結硬塊。很多女性運動員的小腿還是很緊實又修長喔！

## 瘦身茶飲

### 決明子普洱茶

材　料：決明子三克、普洱茶三克、水一千cc。

做　法：1.在一千cc的滾水中，加入決明子、普洱茶，共煮十分鐘。

2.將茶渣濾出即可飲用。

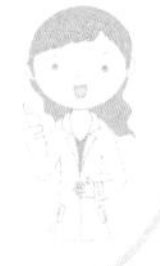

功　效：降脂減重，打擊脂肪。決明子具有清肝明目、降壓降脂的功效，因為它具同時有幫助排便的功效，也能加速脂肪代謝降低血脂肪因此是消脂茶中經常使用的成分。中藥行可以買到的決明子有兩種：生決明和炒決明子。
生決明子的性味較涼，適合熱性體質，通便的效果較佳；炒決明子的性味較溫，適合寒性體質，通便的功效較弱。可以根據個人不同體質選擇，如果不知道自己屬於何種體質或者是混合性體質，也可以生決明與炒決明各一半。
普洱茶經過發酵後會產生具有分解脂肪的酵素，用沖泡水煮均適宜，茶葉的性胃會根據發酵的程度有所區別，未經發酵的綠茶是屬於涼性，但是發酵過的紅茶、普洱茶就比較溫和，對胃部刺激減弱，適合胃寒的人飲用。普洱茶能夠降低血脂肪以及膽固醇。除了瘦身茶飲之外配合運動效果更好。

注意事項：腹瀉、胃酸過多、胃潰瘍者及孕婦宜慎用。

## 第三期——排卵後期（瘦身快速期，以提高代謝為目標）

### 時間

月經來潮後的第十四至二十一天左右。排卵之後，體內的荷爾蒙開始出現變化，黃體素的濃度開始緩慢上升，而雌激素在排卵前到達高峰，排卵後體內的濃度仍然處於相對較高的水平，由於荷爾蒙的作用，子宮內膜持續的增厚，身體漸漸出現經前症候群的表現，有輕微的水腫以及排便不暢的情況。

## 中醫理論

排卵期前基礎體溫為低溫是屬於陰，排卵期後基礎體溫為高溫是屬於陽，排卵期基礎體溫由低溫轉為高溫，相對於人體內的陰陽的變化是由陰轉陽，因此排卵之後體溫升高，身體代謝機能也不錯。

但是因為開始有水腫、排便不暢的情況，因此體重下降沒有月經結束的「黃金期」這麼明顯，雖然如此，但仍然是適合減重的「快速期」，在體質調理要著重於「補陽」，也就是提高身體的能量。

## 瘦身計畫

因此排卵之後，陽氣旺盛、體溫升高，新陳代謝的速度不錯，是瘦身第二快速的時期。排卵後期適合多吃一些補陽的食物，包括：韭菜、大蒜、青蔥、洋蔥、黑豆、羊肉、鱔魚、牡蠣、紅蘿蔔、栗子。

以中藥來說補腎陽的杜仲、何首烏都具有強精壯骨、代謝脂肪的功效，可以在燉煮湯品時，加入這兩味中藥材搭配紅棗、甘草，就可以成為具有補腎功效的瘦身藥膳。

## 瘦身運動

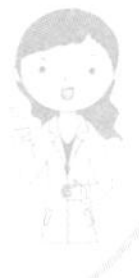

這個時期的瘦身運動，除了接續月經結束期的運動模式之外，也可以在一週中搭配一至兩次的游泳，游泳除了能夠修飾身型之外，最主要是因為泳池多半有ＳＰＡ池或蒸氣室、烤箱。

ＳＰＡ池的水柱沖擊，可以達到按摩、舒緩、疏通經絡的效果。排卵期之後身體會開始有些水腫，身體排洩水分的方式，除了從二便（大便、小便）中，另一個方式就是從汗孔中排出，游泳完後還能夠利用蒸氣、烤箱提高體溫加強流汗幫助水腫的排除，如果到健身房做運動也可以多多利用烤箱以及蒸氣室。

## 瘦身茶飲

### 杜仲葉茶

材　料：杜仲葉三克、枸杞子三公克、水一千cc。

做　法：1.在一千cc的滾水中，加入杜仲葉、枸杞子，共煮十分鐘。

2.將茶渣濾出即可當成一天的茶水飲用。

功　效：補腎減重，提高代謝。杜仲最被熟知的功效在於強健筋骨，不過《神農本草經》中記載杜仲「久服輕身耐老」，是屬於「上品」的藥物。除此之外，杜仲還有補腎安胎的功效，對於女性胎動不安、先兆性流產都有不錯療效，同時具有降血壓及減少膽固醇吸收的作用。

中藥常用的杜仲是樹皮，而坊間所用的杜仲茶使用的是杜仲葉，杜仲葉與杜仲是同一株植物的不同部位，現代藥理研究兩者功效類似，同樣具有降壓降脂的功效。杜仲因為是樹皮所以需要長時間煎煮，但杜仲葉可以用沖泡的方式飲用，杜仲葉目前廣泛的使用在食療保健的茶飲當中，許多養生茶包及標榜纖體的複合式罐裝飲料中都有杜仲葉的身影。

枸杞子是補肝腎、明目的常用中藥，在食療藥膳中也經常見到，一般人鮮少知道它其實也有降低血糖、抗脂肪肝，並且有抗動脈粥樣硬化的功效。

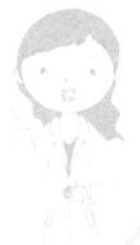

## 第四期——月經前期（瘦身緩慢期，以抑制食欲為目標）

### 時間

大約落在月經周期的第二十一至二十八天。這個時候體內的荷爾蒙持續變化，卵巢在分泌黃體素時，同時也會分泌雄性激素，子宮內膜受到荷爾蒙刺激持續的增厚。

黃體素濃度高導致體內水分儲留造成水腫，同時還會造成腸胃蠕動變慢，因此容易便祕，在皮膚方面會使得角質層變厚，皮脂腺分泌旺盛，這個時期如果角質層栓塞，就很容易發生「經前痘」，若這個時候又熬夜身體會分泌出「壓力荷爾蒙」，「壓力荷爾蒙」的結構類似雄性激素，會造成皮脂腺受到刺激，就會加重「經前痘」的症狀。

有些女生會在月經來之前，因為不斷波動的荷爾蒙牽動身體的自律神經，會感覺煩躁而且很想吃東西，尤其是想吃甜食。

## 中醫理論

月經前期因為皮脂腺分泌旺盛容易產生痤瘡，尤其常見於口唇周圍、下巴與下頜接近頸部之處，中醫在五臟與面部對應關係，口唇、下巴、下頜的痤瘡對應骨盆腔的問題，經常代表有便祕、月經不順等問題，目前有些醫學就研究認為這些區域的雄性荷爾蒙的受體特別敏感，所以皮脂腺分泌特別旺盛，因此荷爾蒙失調型的成人痘也特別容易好發在這個部位。

這個時期中醫仍然是在「陽長」的時期，一般身體健康的女性朋友應該並無不適，還是有機會讓體重下降，但是大多數的女性都有臟腑功能失調的情況，因此容易出現經前症候群，身體溼氣較重的人特別容易經前水腫，肝氣鬱結的人會容易暴躁易怒，脾胃虛弱的人此時會特別想吃甜食。如果有嚴

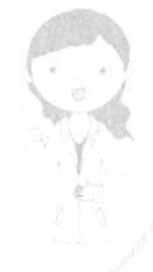

重的經前症候群，可以找中醫師做體質調理。

## 瘦身計畫

這個時期的瘦身計畫以抑制食欲為主。平日飲食可以多吃高纖維素、低熱量的食材，例如：黑木耳、白木耳、海帶、紫菜、燕麥、各種菇類、青菜，豆芽菜、豆腐……等，因為高纖低熱量的食材可以增加飽足感，又不會吃進太多熱量，導致減重失敗，在月經前期容易便祕的人多攝取高纖食物也會有助於排便，但要記得補充足夠的水分，補充大量纖維如果喝水量不足，乾燥的纖維素卡在腸道反而會加重便祕。

很多人減重喜歡多吃高纖低熱量的奇異果、火龍果，但是這兩種水果是寒性食材，在月經來前不宜多吃。有些人會選擇用低熱量的蒟蒻來增加飽足感，蒟蒻是高纖的食物，但是只有未經調味的蒟蒻才是低熱量的，可以添加在飲食中。市售的蒟蒻零嘴為了增加口感，添加過多的糖分及鹽分的，用蒟蒻零嘴對抗食欲，反而不知不覺中吃進過多的熱量或鈉，導致體重上升或水腫。

人體的耳朵上有許多耳穴。其中之一叫作「飢點」，是用來抑制食欲的。在耳道前方有突起的一塊軟骨，是耳道前方的屏障，飢點的位置就在耳屏中點偏下方之處。想吃東西的時候可以用拇指與食指輕輕的捏住耳屏，做揉按的動作，每次按壓三分鐘，就可以達到抑制食欲的效果。

你是否曾經有這樣的經驗，明明熬夜晚睡還吃了宵夜，隔天早上起來卻特別飢餓？我們身體在夜間睡眠時會分泌許多的激素，包括抑制食欲的「瘦素」，當你熬夜晚睡，體內的「瘦素」就會分泌不足，所以即便是吃了宵夜隔天依然是飢腸轆轆。那麼超過幾點算是熬夜晚睡呢？以中醫的觀點，超過十一點上床就算是晚睡了。熬夜除了會增加食欲，之前也有提到月經前期熬

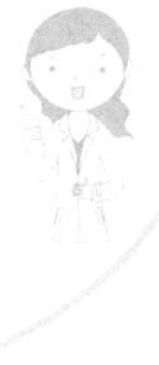

夜，還會加重「經前痘」的發生機率，因此在月經前期嚴禁熬夜晚睡。

## 泡澡瘦身

月經前期可以多多泡澡或泡腳來提高新陳代謝。泡澡是能夠促進新陳代謝的簡單方法，泡澡時體溫升高能促進發汗體排除體內溼氣，而且泡澡時體溫升高新陳代謝速度也加快，泡澡二十分鐘大約可以消耗二百卡的熱量，所以說泡澡是一種懶人減肥法。在泡澡的時候適量加入具有提高代謝功能的藥材，藉由皮膚吸收藥力，更能事半功倍的達到減重效果。

### 瘦身薑汁浴

材　料：老薑一百克、米醋五十克、米酒一百cc。

作　法：1. 先將老薑榨出薑汁備用。

2. 將薑汁、米醋和米酒混合後，倒入浴缸，即可泡澡。

3. 在不超過四十二℃的溫水中，在泡澡三分鐘後、休息五分鐘，反覆循環三次即可。

小提醒：老薑與酒皆可以活血通筋，讓人容易出汗，也因為新陳代謝變得快，就可以加速燃燒脂肪。薑汁浴效果較強烈，建議不要泡太久，或泡到腰部以下就可以了，而且泡澡完後別忘用清水再清洗一下身體喔！

如果家中沒有浴缸，可以準備一個臉盆來泡腳，用一樣的藥汁來泡腳，最好水的高度可以浸泡到小腿的下部三分之一。皮膚容易敏感、表皮有傷口、對於酒精會過敏、喝酒後、心血管疾病患者不適宜瘦身薑汁浴。

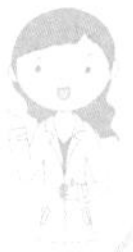

## 瘦身運動

這個時候還是應該維持一周維持三次的運動頻率，每次持續一小時。月經前期可以選擇比較和緩的運動，這個時期下腹通常比較腫脹，所以運動方面可以多選擇並強化腹部、下背部等骨盆腔的核心肌群的運動，例如：瑜伽、皮拉提斯、仰臥起坐。

對於小腿水腫嚴重的女性朋友，除了在睡前將腳抬高使軀幹與腿部呈現九十度角利用重力改善下肢水腫，還可以加入「腳踝幫浦運動」，也就是在抬高雙腿時同時做出腳板上抬、下壓的動作，雙腳交替做五到十分鐘，利用小腿肌肉的收縮就像一個幫浦般把堆積在下肢多餘的水分擠壓回心臟。

這個動作不僅僅在睡前抬腳時做，平常坐姿時也可以做「腳踝幫浦運動」，在坐姿時一隻腳自然下垂，另一隻腳膝蓋伸直，伸直的腳將腳板同樣做出上抬、下壓的動作一分鐘後換另外一隻腳做，可以多做幾次直到水腫情況改善為止。

## 瘦身茶飲

### 黑木耳露

材　料：乾燥黑木耳一兩、紅棗十顆、枸杞子三錢、老薑片二至三片、生甘草三錢。

作　法：1.把黑木耳泡開洗淨，去蒂頭，用果汁機以碎冰模式稍微攪碎成小顆粒狀。

2.將紅棗、枸杞子、老薑片、生甘草以及絞碎後的黑木耳放入電鍋裡，內鍋的水必須蓋住全部材料，外鍋則放二杯水。

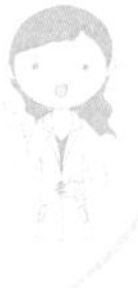

3. 煮好後把老薑片、生甘草撈掉，就成為黑木耳露了。

4. 要食用時，可以依據個人的喜好，加水稀釋或加入少許黑糖做為調味，喜歡軟黏口感的人，可以再燉煮久一點，讓黑木耳更軟嫩。一天一次，一次一小碗。可以在肚子餓的時候當作點心充飢。

功效：木耳具有潤肺益胃，益氣補血的功效，含有八種必需胺基酸且富含膳食纖維，黑木耳比起白木耳鐵質、鈣質的含量更高，所以非常適合女性朋友食用。木耳多醣體能夠提高免疫力，可以用來預防腫瘤。黑木耳因為具有降血脂肪、降膽固醇，低熱量，促進腸胃蠕動幫助排便等種種好處，是減重時的好食材。

**注意事項：**過量食用黑木耳會造成血小板功能異常，延長凝血時間。黑木耳食用時應根據每個人的身體狀況而定，而且應該適量食用，不是吃越多越好。腹瀉者不宜食用，女性朋友一旦月經來潮之後就應停止食用黑木耳露，但食物中如果有少量黑木耳則並無影響。

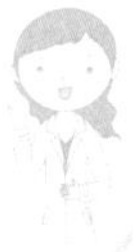

高寶書版集團
gobooks.com.tw

HD 071
女中醫教妳解決惱人的婦科問題：
子宮是女人的第二個心臟，一般人卻疏忽保養

作　　者　羅珮琳
書系主編　蘇芳毓
編　　輯　謝昭儀
校　　對　羅珮琳、謝昭儀、林婉君
封面設計　蕭旭芳
排　　版　趙小芳
插畫繪圖　蕭旭芳、陸聖欣
出　　版　英屬維京群島商高寶國際有限公司台灣分公司
　　　　　Global Group Holdings, Ltd.
地　　址　台北市內湖區洲子街88號3樓
網　　址　gobooks.com.tw
電　　話　（02）27992788
電　　郵　readers@gobooks.com.tw（讀者服務部）
　　　　　pr@gobooks.com.tw（公關諮詢部）
傳　　真　出版部（02）27990909　行銷部（02）27993088
郵政劃撥　19394552
戶　　名　英屬維京群島商高寶國際有限公司台灣分公司
發　　行　希代多媒體書版股份有限公司/Printed in Taiwan
初版日期　2014年7月

國家圖書館出版品預行編目（CIP）資料

女中醫教妳解決惱人的婦科問題：子宮是女人的第二個心臟，一般人卻疏忽保養/羅珮琳著. -- 初版. -- 臺北市：高寶國際出版：希代多媒體發行, 2014.7
面；　公分. --（HD 071）

ISBN 978-986-361-028-1（平裝）

1.婦科　2.中醫

413.6　　103011106